슬슬 술 끊을까
생각할 때 읽는 책

슬슬
술 끊을까
생각할 때
읽는 책

가키부치 요이치 지음 • 정지영 옮김

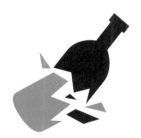

KOREA.COM

인생을 망치지 않으려면 술 없는 삶을 택하자

당신의 술 마시는 습관은 어떠한가? 혹, 다음과 같은 생각을 해 본 적이 있다면, 더 건강하고 충실한 삶을 살고자 하는 당신에게 이 책이 도움이 되었으면 한다.

- 막연하게 '언젠가 술을 끊긴 끊어야 할 것 같아'라고 생각한 사람
- '금연에 성공했으니 금주도 할 수 있겠지? 술은 내 인생에 도움이 안 돼'라고 생각하는 사람
- 이미 술 때문에 몸이 안 좋아졌거나 일과 인간관계에 지장이 있는 사람

이런 생각이나 상황에 놓인 사람, 가족이나 가까운 사람의 음주 문제에 직면한 사람 등 일상에서 술의 부정적 영향을 받는 모든 사람에게 삶의 질을 개선할 지식과 기술을 전하고자 한다. "알코올은 대체 무엇이고, 계속 마시면 어떻게 될까?"

"술을 끊으려면 어떤 마음가짐을 가져야 할까? 무엇부터 시작해야 할까?"

먼저, 기본을 올바르게 아는 것부터 시작해 보자.

술을 끊은 자신을 상상해 본다

술을 줄이는 방법도 있고, 완전히 끊는 방법도 있다. 당신은 지금 어느 쪽으로 가야 할지 망설이고 있을지도 모른다.

이 책의 최대 목적은 술 때문에 생기는 해로운 영향을 없애는 일이다. 그러려면 금주를 목표로 해야겠지만, 지금까지 유지해 온 습관과 인간관계의 문제도 있어서 완전히 끊기 어려운 사람도 있을 것이다. 술을 완전히 끊기보다 해로운 영향이 크게 줄어드는 것으로 충분하다는 사람도 있다. 그런 사람에게는 서서히 음주량을 줄이는 방법으로 안내한다. 가능한 한 술에서 손을 떼는 것이 최종 목표이고, 차선으로 해로운 영향을 최소한으로 줄여 가면서 술을 대하는 방법을 찾는 것이다.

술을 줄일 것인가? 끊을 것인가?

어느 쪽을 선택한다고 해도 음주를 제어하려면 역시 각오와 용기가 필요하다.

'이제까지 술을 쭉 마셔 왔는데, 앞으로 줄이거나 끊을 수 있을까?'

이렇게 생각하는 사람이 있는 반면,

'간 수치가 꽤 위험해. 당장 대책을 세워야 해.'

'집에 있을 기회가 많아지니까 혼술을 자주 하게 되어 점점 몸이 무거워져.'

'자기 전에 술 마시는 버릇 때문인지 몸이 찌뿌둥해.'

이렇게 개개인의 사정으로 위기감을 느끼면서도 대책을 미루는 사람도 있다.

그렇다면 망설임 없이 금주를 시도하기 바란다.

단도직입적으로, 만약 당신이 '술을 조금씩 마시는 건 건강에 좋지 않을까?'라는 마음으로 음주를 한다면 당장 그 생각을 고치라. 앞으로 자세히 설명하겠지만, 의학적인 견해로 볼 때 음주를 통해 정신적으로 일시적인 특정 효과를 얻을 수는 있어도 신체적인 건강 효과는 전혀 없다. 이것이 가장 먼저 전달하고 싶은 음주의 진실이다. 심지어 마시는 양이 늘수록 심각한 병, 사고, 가정과 직장의 트러블 등 더 많은 위험성을 짊어지게 된다.

나는 알코올 의존증 전문의로서, 지속적으로 술을 마시다가 건강장애를 비롯해 다양한 문제를 안게 된 환자를 매일 접한다. 매우 평범한 직장인인데 알코올 의존증인 사람도 상당수 찾아온다.

수치로 나타내자면 현재 일본의 알코올 의존증 환자는 약 100만 명, 잠재적인 환자 수까지 포함하면 전국에서 1,000만 명 이상이라고 보고 있다. 가족의 알코올 문제로 고민하는 사람까지 생각하면 결코 남의 일이라고 치부할 수만은 없을 것이다 (한국의 경우, 보건복지부의 국정감사 자료에 따르면 2020년 기준 알코올 남용이 87만 2,481명, 알코올 의존증이 65만 4,360명이다 – 편집자주).

이쯤에서 간단한 자가 진단을 해 보자.

자신이 만약 습관적으로 술을 마시고 있다면 지금 술을 끊은 자신을 상상해 보자. 어떤 느낌이 드는가? 가까운 사람에게도 "만약 술을 끊는다면 어떤 느낌이 들 것 같아?"라고 물어보자.

"소중한 무언가를 잃어버린 기분이 들 거야."

"저녁에 술을 곁들이지 않으면 하루를 마무리하지 않은 기분 이야."

"인생의 즐거움이 줄어서 심심할 것 같아. 역시 술 끊기는 힘 들겠어."

이렇게 상실감과 안타까움이 솟아난다면 주의가 필요하다. 이미 경계선에 들어왔거나 알코올 의존증의 직전, 혹은 좀 더 진행되었을 가능성도 있다. 술이 없을 때 상실감을 느낀다는 것은 알코올에 강하게 의존하고 있다는 증거다.

하지만 안심하라. 어떻게 이런 상태가 되었는지 우리 몸의 구조를 이해하고, 이 책에서 제시하는 순서대로 하나씩 금주 생활을 실천하면 '술 없는 인생은 지루해'라는 사고가 '술 없는 삶이야말로 멋진 인생이지!'라고 말할 정도로 확 변할 수 있다.

대다수가 모르는 알코올의 정체

자신도 모르는 사이에 알코올에 의존하게 되는 배경에는 술에 대한 안일한 인식이 있다. 필자는 건강 관련 세미나에서 음주에 관해 강연할 때 다음의 질문을 자주 한다.

Q. 술은 다음 중 무엇일까요?

1. 기호품   2. 식품   3. 약물

술은 물, 쌀, 채소, 고기나 생선처럼 살아가는 데 반드시 필요한 것이 아니므로 식품이 아니다. 각자 기호에 따라 마시든 마시지 않든 상관없으니 많은 사람이 기호품이라고 생각하겠지만, 뇌와 몸에 미치는 영향을 따지면 분명히 '약물'이다. 즉, 정답은 3번이다.

이 질문에 정답을 말하는 사람은 매우 소수다. 불면증으로 자기 전에 술을 마시기 시작했다는 환자가 이런 고민을 자주 털어놓는 것만 봐도 알 수 있다.

"수면제는 의존성이 생기니까 먹고 싶지 않아요. 그래서 대신 술을 마시게 되었는데……."

결국 부작용이 있는 약에 의존하는 것이 염려스러워서 수면제 대신 술을 마시는 습관이 생겼다는 설명인데, 이미 모순점을 알아차렸을 것이다. 이럴 때 필자가 "음주하는 사람 중에 약을 싫어하는 사람은 한 사람도 없어요. 술이야말로 강력한 약물이니까요"라고 하면 대부분 놀라서 눈이 휘둥그레진다.

진료실에서는 이런 대화를 흔히 주고받는다. 그만큼 술이 약물이라는 인식 없이 마시는 사람이 많다. 이런 오해를 바로잡으면 술을 마시지 않는 인생을 망설임 없이 선택하게 된다.

담배의 유해성은 많이 알려져서 많은 사람이 금연에 성공하고 있다. 그런데 술의 유해성은 아직 올바른 정보가 충분히 알려지지 않은 것이 현 상황이다.

음주로 인한 건강장애와 사회·경제적 악영향은 헤아릴 수가 없다. 그런데도 누구나 쉽게 술을 손에 넣을 수 있는 환경이다. 게다가 '담배만큼 해롭지는 않아' '알코올에 중독되는 사람은 따로 있어'라고 잘못 생각해서 그러한 문제들이 자기 일이라는 사실을 깨닫지 못하는 경우가 다반사다. 이러한 무지가 알코올 의존증으로 가는 경계선에 발을 들여놓게 만든다.

먼저 술에 관한 올바른 지식을 알아야 한다. 잘 알고 있다고 생각하지만 사실은 막연하기만 한 알코올의 진실, 금주로 얻는 많은 이점, 지속적인 음주로 생기는 알코올 의존증이라는 병의 실태까지 이 책에서 하나씩 밝혀 보겠다. 술을 바로 알고 적극적으로 금주하려는 인식이 생기면 지금까지 쌓은 습관을 고쳐 술을 좀 더 쉽게 끊을 수 있을 것이다.

"술을 끊었더니 잠을 푹 자게 되어 오랫동안 먹던 수면제에서 손을 뗐어요."

"머리가 맑아지니까 업무에 집중이 잘 되어서 일하는 보람을
느껴요."

"몸의 안팎이 생기를 되찾아 마치 다시 태어난 듯합니다."

술을 끊은 사람들이 가장 먼저 밝히는 금주의 이점이다. 무
엇보다 가장 큰 이점은 여러 가지 질병의 위협에서 멀어질 수
있다는 것이다.

"하지만 저는 의지가 약해서 저도 모르게 술을 마실 것 같아요."

이렇게 말하는 사람에게는 금주란 강한 의지의 문제가 아니
라 지혜를 얻고, 지속적으로 기틀을 만들어나가는 일임을 알려
주고 싶다. 예를 들자면 다음과 같다.

- 술을 끊고 무엇이 달라졌는지 기록해서 시각화한다.
- 술을 마시지 않아도 평온하게 지낼 수 있는 행동 패턴을 파악한다.
- 자신이 술을 마시게 되는 주된 계기가 무엇인지 파악한다.

뇌의 특성을 살린 이런 방법을 계획적으로 실행하면 술을 마

시지 않는 생활을 자연스럽게 선택하게 된다. 치료 현장에서도 환자에게 비슷한 방법을 실천하게 하는데, 변화가 눈에 보일수록 지속하기 쉽고, 직장생활이나 가정생활에도 좋은 영향이 퍼진다. 한번 시도해 보면 알 것이다.

　하나 더 당부하고 싶은 말은, 지금이 술을 끊기에 가장 좋은 기회라는 것이다. 세계적으로 술에 대한 인식이 급속히 달라지기 시작했기 때문이다.

　젊은 층을 중심으로 술을 마시지 않는 사람이 늘면서 직장 회식도 자제하는 경향이다. 또한 알코올로 말미암은 건강장애가 잇달아 밝혀지면서, 국가와 기업에서도 술에 대한 새로운 접근법을 모색하고 있다. 이는 세계적인 트렌드다.

　코로나라는 재난의 영향으로 집에서 혼자 술을 마시거나 온라인 회식 등으로 음주량의 증가를 염려하는 목소리도 있지만, 관점을 바꾸면 혼자 있는 시간이 늘어나는 것도 음주 습관을 고칠 기회가 된다. 이 세상이 더 건강한 사람과 연결되기를 원하는 방향으로 움직이고 있기에, 앞으로 금주가 큰 흐름 중 하나가 되리라고 예측할 수 있다.

술을 마시지 않으면 시간 여유도 생긴다. 음주에 쓰는 시간과 비용을 다른 일에 돌리면 새로운 목표에 도전하거나 취미를 가질 수도 있다. 능동적으로 나의 인생과 미래를 바꿔 간다는 이점에 주목해 보자.

'나도 슬슬 술 끊어 볼까?'라는 마음이 들었다면 지금부터 술의 본질에 대해 배우고, 술을 끊거나 줄여 가는 방법을 하나씩 살펴보자. 실패 없이 금주에 성공하는 기술이 이 책에 있다. 앞으로 당신의 삶의 방식을 개선하는 데 반드시 도움이 될 것이다.

◖ C O N T E N T S ◗

CHAP 5. 습관이 되는 구조만 만들면 금주는 어렵지 않다 …159

CHAP 6. 술과 작별하지 못했을 때 감당해야 하는 고통 ···207

CHAPTER 1

술과 인간의 관계는 계속 변화하고 있다

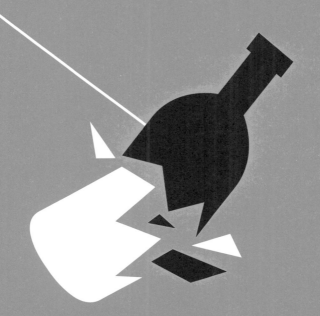

술과 가까웠던 인류는 과거 이야기

사람은 어째서 술을 마실까?

"술을 마시면 일단 기분이 좋다."

"긴장이 풀려서 편안해진다."

"흥겨운 분위기가 되어 즐겁게 커뮤니케이션할 수 있다."

많은 사람이 처음에 느끼는 술의 매력은 이렇지 않을까?

인류는 고대 이집트 시대부터 술을 가까이해 왔기에 그에 상응하는 매력이 있다는 것을 부정할 수 없다. 그토록 오래된 관계인 만큼 장단점도 오래전부터 알려져서 치료와 연구의 역사도 매우 깊다.

술을 마셨을 때의 이점은 무엇일까? "기분이 좋다, 즐겁다."

이러한 말에서 드러나듯 술은 단기적으로 만능 향정신제처럼 뇌에 작용한다. 술을 마시면 기분이 한껏 고조되는 것은 뇌 안에서 도파민과 세로토닌 등 기분이 좋아지는 물질이 분비되면서 약리작용이 일어나기 때문이다.

술을 마시면 뇌의 기능이 약간 떨어지고, 그 작용으로 과다한 행복감에 휩싸여서 붕 뜨는 기분, 말하자면 취한 상태가 된다. 그 쾌감에 사로잡히면 술을 더 마시고 싶어진다.

술을 마시고 나서 사람들과 커뮤니케이션이 원활해지거나 마음에 담아두었던 안 좋은 일들을 발산하게 되면 이 경험이 술을 더욱 생각나게 하는 기폭제가 된다. 그리고 술자리에서 '기분이 좋아' '만족스러워'와 같은 쾌감을 반복해서 맛보면 '술은 매우 좋은 것이다'라는 마음이 들어 점점 더 술에 빠져든다.

부끄러움을 많이 타는 사람도 술을 마시면 족쇄가 풀리듯이 대화가 편해지고, 평소 말하기 어려운 이야기도 술술 나오므로 비즈니스에서 술을 전략적으로 이용하는 일이 많았다. 술자리로 상대의 속마음을 끌어내거나 사전 교섭을 하는 것이다.

이렇게 술을 자주 마시면 결국 알코올에 내성이 생겨서 음주량이 늘고, 술이 없으면 아쉬운 마음이 든다. 습관적으로 점점 더 과한 양의 술을 마시게 된다. 이는 술 마시는 많은 사람이 밟아가는 패턴이며, 술을 마시면 마실수록 약물로서의 부작용이 나타나 몸과 마음에 다양한 문제가 발생한다.

이러한 문제는 건강장애에 국한되지 않는다. 일에서 실수가 늘고, 가정에서 다툼이 증가하는 등 언행에 여러 가지 문제가 생기고 알코올 의존증이라는 병이 진행된다. 결국 음주의 부작용이 강하게 나타나 자력으로는 제어하기 어려워진다.

물론 술을 마시는 사람이 다 술을 좋아하는 것은 아니다. 술이 몸에 맞지 않는 사람도 있다. 그런데 얼마 전까지 우리 사회에서는 이런 사고방식이 일반적이었다.

"술에 강하면 박수를 받는다. 술을 잘 마시면 멋있어 보인다."

"술에 취해서 일으킨 실수나 사고는 면책되니까 마시는 편이 이득이다."

그래서 술에 약한 사람도 술자리에서 억지로 술을 마시거나 취한 사람의 언행에 맞춰 주기도 했다. 그러나 이제는 이러한 사고방식과 술 문화가 급속히 바뀌어 가는 중이다.

술을 마시지 않는 쪽을 선택하는 것이
세계적인 트렌드

최근 젊은 층이 알코올을 멀리하는 현상을 미디어에서도 가끔 다루는데, 그 상징적인 사건이 직장의 '송년회 기피 현상'이다.

얼마 전 직장인 사이에서 송년회를 피하고 싶다는 의견이 인터넷 커뮤니티에서 공감을 샀고, 젊은 사원들이 잇달아 회사의 송년회에 참가하지 않겠다고 SNS상에서 선언했다. 게다가 송년회는 설교와 옛 자랑을 들어야 하는 고통스러운 시간이므로 야근으로 취급해야 한다는 목소리도 컸다.

연장자인 직장인은 '뭘 그렇게까지?'라고 생각할 수 있다. 직장의 송년회는 한 해의 이벤트 중에서도 중요하게 꼽히는 만큼 참석이 당연하다고 생각했기에 젊은 사원들의 생각이 매우 낯설다고 느낄 것이다. 이런 세대 간의 차이를 메우기 위해 송년회를 식사로 제한하거나 송년회의 참가를 자유롭게 선택하도록 하는 기업도 늘고 있다.

일본 후생노동성의 〈2018년 국민건강영양조사〉에 따르면 현재 55.6%의 사람이 '음주 습관이 없다'라고 답했다. 이 중에서 '술을 마시지 않는다(마시지 못한다)'가 38.0%, '거의 마시지 않는다'가 15.8%, '끊었다'가 1.8%로, 술을 마시는 사람이 소수가 되어 가고 있음을 알 수 있다(한국의 경우 〈2019년 국민건강영양조사〉에 따르면, 만 19세 이상의 월간음주율은 60.8%로 2017년 62.1% 대비 1.3% 감소했다 – 편집자주).

연령별로 보면 역시 젊은 층일수록 음주자의 비율이 낮아지는데, 중년층의 음주 문화도 조금씩 바뀌어서 '아저씨들의 술자리'도 경기 침체와 외출을 자제하는 생활로 감소하는 분위기가 있다. 또한 국가 건강검진의 활성화로 건강에 신경 쓰는 사람이 늘어나 음주 방식을 다시 생각할 기회도 증가했다.

술을 마시지 않겠다고 선택하는 사람은 세계적으로도 증가하는 추세다. 미국의 청년 사이에서 일부러 술을 마시지 않겠다는 '소버 큐리어스Sober Curious'라는 문화가 생겨났다. 우리에게 아직은 생소한 말인데, 'Sober'는 '정신이 또렷한, 평소 술을 마시지 않는'이라는 뜻이고 'Curious'는 '호기심 강한, ~하고 싶어 하는'이라는 뜻이다. 따라서 '맑은 정신으로 있고 싶어 하는 사람, 일부러 술을 마시지 않는 사람'이라는 뉘앙스의 표현이된다. 맨정신으로도 인생을 즐길 수 있다는 것을 SNS상에서 어필하는 사람, 무알코올 칵테일만 제공되는 펍이 등장하는 등의 움직임이 두드러진다.

소버 큐리어스는 2000년 이후에 성인, 사회인이 된 밀레니얼 세대라고 불리는 젊은 층을 중심으로 퍼지고 있다. 이 무렵에 태어난 이들 특유의 사고방식과 가치관에서 '일부러 술을 마시지 않겠다'는 움직임이 커지는 것이다.

어린 시절부터 컴퓨터와 인터넷이 보급되어 디지털 환경에서 자란 이 세대는 정보에 민감하다. 건강에 안 좋은 알코올을 멀리하고, 건강하고 비용 대비 효과가 좋은 오락거리를 즐기려고 한다. 이 세대를 조사한 데이터에 따르면 4분의 1 정도가 소버 큐리어스의 경향이 있고, 2분의 1 정도는 평소 알코올을 거의 입에 대지 않는다고 한다. 중년층이 술을 마시며 커뮤니케이션해 왔다면 이후 세대들은 정신이 또렷한 상태에서 건강하게 인간관계를 맺으려고 하는 것이 당연해질 것이다.

예전에는 거친 범죄가 난무하는 소설의 주인공처럼 호쾌하게 술을 마시는 사람이 멋있다고 여겼다. 그러나 앞으로는 건강하고 흔들림 없이 멘탈을 지키는 사람이 멋있다는 가치관으로 바뀌어 가지 않을까?

술을 못 마시면 눈치가 보였던 것은
이미 옛날

이런 움직임을 크게 환영하는 것이 술을 마시지 못하는 사람들이다. 지금까지는 술을 마시지 못하는 사람은 재미가 없다며 냉담한 시선을 받거나 술을 마시지 않으면 아예 회식 자리에 낄 수 없는 등 눈치를 봐야 했다.

최근에는 상황이 바뀌어 새로운 변화가 빠르게 확산되고 있다. 사회 최전선에서 활약하는 기성세대 중에도 이런 트렌드에 주목하는 사람이 있다.

일본의 스타 펀드매니저인 후지노 히데토藤野英人 씨는 얼마 전 페이스북에 술을 못 마시는 사람들이 모이는 '술을 마시지 않는 삶을 즐기는 모임'을 개설했다. 그는 술을 마시지 않아도 분위기가 좋은 가게나 요리에 맞는 무알코올 음료를 추천해 주는 레스토랑 정보를 SNS에 공유한다. 술을 마시지 않는 사람이 겪는 사회적 어려움을 공유할 자리가 있으면 좋겠다는 생각에서 이 모임을 만들었다고 한다. 본인이 술을 못 마시기도 해서 같은 성향의 사람들이 갈 만한 모임을 만들고, 선두에 서서 금주 트렌드에 대한 소통을 시작한 것이다.

술을 못 마시는 사람들이 기다렸다는 듯 동참했다. 지금까지 술자리로 상당한 괴로움을 느꼈던 사람들이 술을 마시지 않아도 교류할 자리가 생겼기에 활발한 활동이 이루어졌고, 페이스북에 이미 4,000명 이상의 멤버가 모였다.

후지노 씨는 비즈니스를 하는 사람들 사이에서 주목받을 정도로 뛰어난 능력을 갖춘 펀드매니저이기에 영향력이 크다. 그런 사람이 '술을 마시지 않는 움직임'을 주도하자 알코올 없이도 즐겁게 교류하며 살아간다는 트렌드에 더욱 관심이 쏠렸다.

술을 못 마시는 사람뿐 아니라 마실 수 있지만 건강을 위해 일부러 마시지 않는 사람, 의사에게 금주를 지시받은 사람, 술을 마실 수 있어도 별로 좋아하지는 않는 사람, 임신 중이나 육아 중이어서 마시지 않는 사람 등 각자의 사정으로 술을 삼가는 사람은 이런 화제에 더욱 귀가 쫑긋해진다. 술 못하는 사람들의 시장이 활성화되는 것이다.

실제로 도심에는 무알코올 전문 식당, 무알코올이나 알코올 도수가 낮은 칵테일을 주로 제공하는 펍이나 바, 술 못하는 사람을 적극적으로 환영하는 장소가 등장하고 있다. 무알코올 상품도 다채롭게 발매되어 시장 규모는 최근 10년 사이에 4배 이상 확대되었다. 다양한 무알코올 상품은 "갑자기 술 없는 삶으로 전환하기가 조금 힘들다"라고 금주를 망설이는 사람, 과음하는 습관을 개선하거나 술을 마시지 않는 인생으로 전환하고 싶은 사람에게 도움이 된다.

술 마시면서 소통하기보다 휴게실에서 커뮤니케이션하기

송년회 기피, 소버 큐리어스, 술을 못 하는 사람들의 모임, 코로나로 인한 외출 자제 등의 흐름에 따라 퇴근 후 술을 마시면서 하던 사업 미팅도 급속히 줄었다. 영업직은 접대가 본업이라고 여기던 시기도 있었지만, 술자리에서 하는 비즈니스 약속이나 합의에 의문을 표하는 목소리도 높아지고 있다. 더욱이 코로나 사태 이후로 술자리 자체를 삼가는 경향이 두드러진다.

예전에는 회식에서 술에 취해 실수를 저지르면 너그러이 봐주고는 했지만 그것도 옛이야기다. 그런 변명은 이제 통용되지 않는다. 회사에서 종종 "일 끝나고 한 잔 어때?"라는 말을 자주했지만, 음주에 대한 인식이 달라지면서 요즘은 가볍게 술을 권하기도 어려워졌다.

여전히 중년층은 술을 마시면서 마음을 터놓는 일이 인간관계를 깊게 하는 소중한 수단이며, 스트레스 해소의 역할도 한다고 말한다. "술을 마시지 않으면 일이 안 된다"라고 할지도 모르겠지만, 일단 중년층의 사고방식과 인간관계를 맺는 방식이 더는 젊은 세대에게 통하지 않는다는 것을 깨닫고, 새로운 커뮤니케이션과 건강 관리 방식을 생각해야 한다.

기존의 발상을 뒤집어보면 술이 없어도 커뮤니케이션할 수 있는 방법은 다양하다. 한 예로, 알코올이 없는 모임을 장려하는 기업이 있다. 2016년 알코올어딕션의학회에서 소개된 사례인데, 이 기업에서는 무알코올 회식을 장려하기 위해 술 없는 회식을 진행하는 팀에는 회식비를 추가 지원해 준다고 한다. 처음에는 "알코올이 빠지면 무슨 재미가 있어?"라는 사내 반응이 강했지만, 점차 의외로 더 즐겁다는 분위기로 바뀌었다고 한다.

술 없는 회식을 해도 술을 마시는 회식과 같은 유쾌한 분위기를 만들 수 있고 커뮤니케이션할 수 있음을 이해하면 새로운 발상으로도 이어질 것이다. 더 손쉬운 방법으로 휴게실이나 사무실 한편에 편안하고 쾌적한 공간을 마련해서 맛있는 음료, 커피, 차, 과자를 준비해 놓아 다과를 나누면서 편한 분위기에서 토론하는 스타일을 도입하기도 한다. 특히 젊은 층의 선호도가 높은 IT기업 등에서 이러한 소통 분위기를 만들어가고 있다. 알코올이 없어도 충분히 스트레스를 풀고 커뮤니케이션을 할 수 있다. 나의 직장에서도 직원용 휴게실에서 간단한 다과를 나누면서 편한 분위기로 미팅을 진행하고는 한다.

자신의 감정을 솔직히 이야기하거나 받아들여 주는 자리가 있다는 것은 정신건강 면에서도 중요하다. 건강한 경영이라는 세상의 흐름에 제대로 부응하기 위해서라도 앞으로는 어떤 기업이든 음주 없는 커뮤니케이션 방법을 궁리해야 할 것이다.

술을 강권하는 문화에서는 희생자가 끊이지 않는다

당연한 말이지만 음주에 관한 의식을 개선하려면 알코올의 위험성을 바르게 알아야 한다. 지금은 음주에 대한 인식이 제대로 자리 잡히지 않은 과도기여서, 취하는 것을 좋아하지 않는 사람이 증가하는 만큼 예전의 술자리 문화도 아직 남아 있다. 그래서 음주와 관련된 심각한 문제도 일상에서 자주 일어난다.

그중 하나가 '술을 강권하는 문화'로 발생하는 급성 알코올 중독이다. 원샷으로 술을 들이켜는 것이 위험하다고 알려지면서 술을 억지로 마시게 하는 일도 괴롭힘이라는 의식이 널리 퍼지고 있다. 하지만 대학에서는 지금도 이런 일이 일어나 급성 알코올 중독으로 사망하는 사람이 끊이지 않는다.

급성 알코올 중독은 대표적인 음주의 부작용으로, 술을 지나치게 많이 마시면 혈중알코올농도가 급격히 올라가 호흡 중추의 기능이 떨어져 죽음에 이른다. 토사물 때문에 질식사하기도 한다. 2017년 12월에는 긴키대학교의 테니스 동아리 회식에 참석한 학생이 음주 후 급사해서, 술을 먹인 학생 9명이 과실치사 혐의로 약식 기소되는 사건도 있었다. 이러한 급성 알코올 중독은 본인이 원해서 마시기보다 대개 주변에서 분위기를 몰아서 발생하며, 반은 본인의 의사라고 해도 반은 강제일 것이다. 먹이는 쪽, 먹는 쪽 모두 술의 위험을 충분히 이해했다면 막을 수

있었을 사고다(한국에서도 2016년 대학교 신입생 환영회의 음주 사망사

고가 있었으며, 2018년까지 10년간 음주사고로 대학생 22명이 숨졌다는 기사

가 있었다. 〈인사이트〉 2018년 4월 6일자 "죽음의 새내기 MT, 10년간 음주사

고로 대학생 22명 숨졌다" 기사 참고 – 편집자주).

술은 엄연한 약물이다. 잘못 마시면 강한 부작용이 나타나 목
숨까지 위험해진다는 것을 인식해야 음주 사고를 비롯한 모든
음주 문제를 예방할 수 있다. 의미는 같아도 '약'이라고 하면 양
약처럼 좋은 이미지를 느끼는 사람도 있지만, '약물'이라고 하
면 몸에 부자연스럽고 유해하다는 인상이 강해져서 위험성의
크기를 자각하기 쉬울 것이다.

약에는 안전성을 확인하기 위한 안전계수(LD50[50%가 사망

하는 용량]÷ED50[50%에서 효과가 나오는 용량])라는 판단 기준이

있다. 안전계수 3 이하는 위험한 약, 10 이상은 안전성이 높은
약이다. 여기에 알코올을 대입해 보면 안전계수는 4가 된다(치

사 혈중 농도 400mg/dl÷취한 상태의 혈중 농도 100mg/dl). 즉 알코올

은 안전하다고 보기 어렵다.

어떤 약물이든 반드시 부작용이 있으며 그 정도 또한 다양
하다. 혈압 강하제는 혈압을 낮추고, 수면제는 잠을 잘 자도록

하는 효과를 얻기 위해 복용하지만, 일반적으로 효과와 부작용의 균형을 생각해서 처방한다. 어떤 약이든 과하게 복용하면 부작용이 커진다. 마찬가지로 알코올도 효과와 부작용의 균형을 보면서 안전의 입장에서 생각하는 것이 기본이다.

전문의의 입장에서 말하자면 항상 혈중알코올농도를 측정하면서 음주하기를 바랄 정도다. 나는 이미 30년 이상 술을 마시지 않았지만, 젊은 인턴들의 이야기를 들어 보면 예전보다 공적인 자리에서 술 마시는 분위기가 꽤 점잖아졌다는 인상을 받는다. 그렇다고 해도 여전히 급성 알코올 중독으로 고통받는 사람이 존재하며, 임상적으로 볼 때 알코올 의존증에 걸릴 정도로 음주하는 사람은 젊은 세대에서도 크게 줄지 않았다고 본다.

실제로 입원하는 사람의 비율을 보면 전에는 주로 중년 남성이었는데, 지금은 여성도 늘어나고 연령층의 폭도 넓어져 20대, 30대도 있다. 그 배경에는 역시 '알코올=약물'이라는 인식 부족이 있을 것이다.

매일 술 마시는 사람은 엄연한
잠재적 알코올 의존증

알코올의 부작용에는 급성과 만성이 있으며, 만성은 과도한 양을 반복해서 섭취하면서 자기도 모르는 사이에 서서히 조금씩 진행되는 것이다. 흔히 "문제를 알고는 있지만, 그만둘 수 없다"라고 말하는 상황은 이미 의존성이라는 부작용이 진행되고 있는 상태라고 할 수 있다.

평소 술을 마시는 방식은 사람마다 다르다.

1. 이벤트가 있을 때만 술을 마시는 기회 음주
2. 이벤트가 없어도 정기적으로 음주하는 습관 음주
3. 저녁 식사 때 습관적으로 술을 마시는 반주

1의 경우 이벤트의 빈도가 낮으면 문제가 생길 위험은 아주 높지 않다.

2는 전문적으로 상용량 의존이라고 한다. 양이 늘어나지 않는 동안에는 눈에 띄는 피해가 없다고 해도 앞에서 말했듯이

'술을 마시지 않으면 왠지 외롭다, 지루하다, 허전하다'라고 느끼다면 의존성이라는 만성적인 부작용이 한 걸음 더 진행되었다는 신호다.

참고로 3은 습관적인 음주 유형 중 하나로 가장 많은 패턴이다. '설마 그럴 리가'라고 생각하겠지만, 엄밀히 말해 2와 3은 잠재적 알코올 의존증에 해당한다. '유해성은 알지만 그만둘 수 없어'라고 느끼는 상태가 지속되면 상당수가 다음과 같은 경위를 거친다.

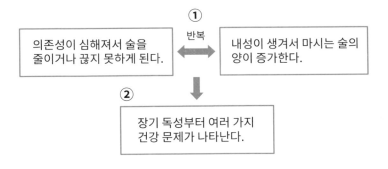

눈에 보이지 않는 곳에서 부작용이 증가하고, 장기 손상이 나타날 무렵에는 가정이나 직장에까지 악영향이 미친다. "술은 늘 마시던 거니까"라면서 계속 마시다 보면 시간이 지날수록 되돌

리기 어려워진다.

술이 스트레스를 덜어준다는 것도 환상이다. 단기적으로 스트레스가 완화된 것처럼 느껴도, 취기가 사라지면 원래대로 돌아간다. 현실은 조금도 변하지 않는다.

음주의 악영향을 다각도로 정리하면 크게 여섯 가지로 분류할 수 있다.

〔음주가 초래하는 악영향〕

건강: 간 장애, 당뇨병, 외상, 우울증, 치매 등

가정: 가정폭력, 방임, 아동학대, 불화, 별거, 이혼, 가족 분리 등

직장: 근태 문제, 휴직, 퇴직, 실업 등

경제: 빈곤, 생활고, 빚 등

사법: 음주 운전 사고, 주취 폭력 등

정신: 인생의 방향성을 잃음

이런 일은 갑자기 한꺼번에 일어나지 않는다. 증상이 완만하게 시작되기 때문에 조금씩 오랜 시간에 걸쳐서 진행된다. 따라서 20대부터 술을 마시기 시작했다고 해도 50대나 60대에 비

로소 증상이 나타나는 경우도 드물지 않다. 돈에 비유하면 몇십 년 동안 저도 모르게 부실채권이 쌓이는 것이다. 부도가 난 뒤에야 겨우 알아차릴 수도 있으므로 위험하다.

가정 내에서는 술을 끊지 못해 부부 사이에 균열이 생겨 이혼에 이르는 경우가 매우 많다(이혼율은 중증자일수록 높다). 금연과 금주는 여러 면에서 다르지만, 금연을 하지 못해서 이혼하는 사람은 별로 없다. 그만큼 음주는 가정에 심각한 문제를 던진다.

이런 악영향을 피하려면 어쩌다 한 번인 이벤트성 음주 수준을 넘지 않아야 하고, 습관 음주가 된다면 최대한 주의를 기울여야 한다.

도수가 높고 마시기 편한 술은 중독으로 가는 지름길

습관적으로 술을 마셔서 알코올에 강하게 의존하게 되면 '왜 술을 마시는가?'라는 생각은 잊고, 오로지 빨리 취하고 싶다는 욕구가 앞서게 된다. 최근 그런 욕구를 충족하는 술로 인기를 끄는 것이 도수가 높은 칵테일 종류의 음료다.

캔에 들어 있는 칵테일 종류의 술들은 일반적인 제품에 비해 알코올 도수가 높고, 마시기 편하며, 가격도 저렴해 가성비가 좋다. 마시는 사람 입장에서 좋은 조건이 두루 갖추어져 있어 젊은 여성에게도 인기가 있다.

같은 양(1병 500㎖)의 제품으로 가성비를 비교해 보자.

> 맥주 285엔, 알코올 도수 5%=알코올 1g당 11.4엔(약 114원)
>
> 도수 높은 칵테일 음료 163엔, 알코올 도수 9%
>
> =알코올 1g당 3.6엔(약 36원)

이렇게 같은 양의 알코올을 3분의 1이나 저렴하게 살 수 있으므로 빨리 취하고 싶은 사람이 선호하는 것은 당연하다. 일반 칵테일 캔의 알코올 도수는 높아도 6% 정도인데, 9% 이상이면서 가격이 저렴하면 가성비에 민감한 사람은 구매하고 싶어질 것이다. 게다가 이런 제품이 대부분 레몬, 자몽, 오렌지 등 감귤류의 상쾌한 맛으로 만들어져 있어서 "가볍게 한 모금 마셔볼까?"라고 입을 댔다가 많은 양을 마시게 된다.

그러나 그 정체는 술이라기보다 위험한 약물이라고 해도 과언이 아니다. 내용물은 에틸알코올과 인공감미료의 조합으로, 화학조미료를 넣은 알코올로 보면 된다. 맥주처럼 발효를 거쳐 천천히 만들어지는 것이 아니다.

이런 도수가 높은 칵테일 종류의 음료는 여성 알코올 의존증 환자가 증가하는 요인이 된다. 2018년도 국민건강영양조사에 따르면, 술을 마시는 사람은 생활습관병(당뇨병, 고혈압, 뇌졸중, 각종 암처럼 안 좋은 생활 습관으로 생길 수 있는 질병 – 역자주)의 발병 위험이 남성 15.0%, 여성 8.7%로 나타났다. 2010년도부터 추이를 보면 남성은 증감이 나타나지 않았지만 여성은 유의미한 증가 추세를 보인다. 연령 계급별로는 남녀 모두 50대가 가장 높은 비율을 보여서 남성이 22.4%, 여성이 15.6%였다(한국의 경우 2019년 국민건강영양조사에 따르면 한국의 고위험 음주율은 남성 18.6%, 여성 6.5%다. 한국 역시 여성의 음주량이 꾸준히 증가하는 추세다 – 역자주). 일부러 술을 마시지 않겠다고 선택하는 사람이 증가하는 한편, 술을 많이 마시는 여성이 늘어나고 있는 실태다.

일부 전문가는 술을 법으로 규제해야 한다는 의견도 내놓고 있다. 국가 정책상 대마초나 각성제 등의 불법 약물은 엄격히 단속하면서 도수가 높은 칵테일 음료처럼 위험한 제품을 쉽게 구할 수 있는 것은 균형이 맞지 않는다는 이야기다.

다만 술에 규제를 가하는 것은 역사적 사건으로 보아도 어려운 일이다. 1920년대에 미국이 금주법을 시행하자 오히려 사태가 악화되어 13년밖에 지속하지 못했다. 무작정 규제해도 다른 형태의 새로운 상품이 나올 뿐이라서 도수가 높아지는 만큼 세금을 올리는 등 손쉬운 구매를 방지하는 대책이 필요한 시점이다.

우리의 알코올 대책은 어째서 안일한가?

"하와이 와이키키 해변에서 술에 취하면 경찰에게 체포된다."

이것은 해외의 알코올 규제 정도를 잘 알 수 있는 에피소드다. 유럽과 미국에서는 공공장소에서 술에 취하면 매우 엄격한 벌칙이 적용된다. 그래서 해변 등에서 취해서는 안 된다는 인식이 확실히 뿌리내렸다. 그러한 유럽과 미국에서 오래 생활하다가 귀국한 사람은 술에 취한 사람이 전철에서 엎어져 있거나 비틀

거리며 거리를 걷는 모습을 보면 "술주정뱅이 천국이네"라며 놀란다고 한다. 하물며 그 광경을 처음 본 유럽이나 미국 사람들은 경악할 것이다. 자국에서 그런 행동을 하면 즉시 범죄자 취급을 당하거나 몸에 걸친 것이 몽땅 사라질 것이기 때문이다.

물론 유럽이나 미국도 술 마시기 좋은 장소에서는 많이 마신다. 각 나라의 음주 문화는 규제의 정도에 따라 상당히 달라진다.

음주량의 국제비교 데이터(OECD 정책 리포트)를 보면 일본인 전체의 음주량은 1996년이 절정이고, 현재는 OECD 회원국 중 1인당 주류소비량은 평균 이하다(한국의 경우 보건복지부의 〈OECD 보건통계 2021〉에 따르면, 15세 이상 인구 1인당 주류소비량은 2019년에 연간 8.3 *l* 로 OECD의 평균인 8.8 *l* 수준이었다 - 역자주). 다만 그에 비해 음주로 인해 일어나는 사고는 많은 실정이다. 이런 배경에는 알코올 대책이 안일하다는 문제가 있다.

유럽이나 미국과 음주 규제에 차이가 나는 이유는 무엇일까? 크게 세 가지라고 본다.

첫째, 종교적인 가치관 차이다. 기독교 문화권의 경우 성경에서 술 마시는 것, 술에 취하는 것을 금하고 있어서 오늘날에도

'몸과 정신을 깨끗하게 유지해야 한다'라는 가치관이 이어진다. 가톨릭은 음주에 관용적이고, 미국과 북유럽에 많은 개신교는 엄격한 경향이 있다. 독실한 기독교인이 많은 미국 남부의 주는 일요일에 술 판매를 금지하는 곳이 많다고 한다.

아시아 국가에는 그런 가치관이나 규제가 없다. 불교 신자와 술의 관계를 보면 인도에서 시작된 기존 소승불교는 술을 마시지 않지만, 그 후 아시아 각지에 널리 퍼진 대승불교는 음주에 상당히 관대하다.

둘째, 유전자의 차이다. 지금까지의 연구에 의하면, 아시아인은 알코올 의존증에 걸리기 어려운 유전자를 가진 비율이 높은 것으로 밝혀졌다. 이 화제는 앞으로도 언급하겠지만, 술에 약한 사람이 많다는 생물학적 특징으로 인해 음주에 관대한 문화가 형성되어, 굳이 엄격한 규제를 마련할 필요가 없었다는 고찰이 성립된다(横山顕,《お酒を飲んで,がんになる人,ならない人》, 星和書店).

반대로 미국과 유럽의 규제가 엄격해진 배경에는 미국과 유럽인이 유전적으로 술에 강하여 알코올에 많이 노출되다 보니 알코올 의존증에 걸리기 쉬운 사정도 있을 수 있다. 의학적인 분석을 하기 이전부터 경험을 통해, 술을 규제하는 것이 자연스럽게 받아들여졌을 수 있다.

셋째, 알코올이 합법적인 약물이며, 술에 너그러운 문화 때문에 법적으로 음주 문제에 느슨한 자세를 보여 왔다. 하지만 그런 상황은 이제 바뀌고 있다. 대표적인 예가 다음에 설명하는 음주 운전 사고에 대한 대응이다.

술을 마시는 것은 합법이라고 해도 의존성이나 유해성 면에서 불법 약물보다 약하지 않다. 이와 관련된 정보의 부족도 음주 문제를 많이 발생시키는 요인 중 하나다.

술을 마시고 실수하는 일은 이제 용납되지 않는다

몇 가지 이유로 일본의 알코올 관련 대책은 느슨한 경향이 있다. 음주 운전 사고도 많이 일어나는데, 최근에는 상황이 조금씩 바뀌고 있다. 먼저 1960년에 도로교통법이 제정되었을 때도 음주 운전이 금지였지만 혈중알코올농도가 0.25mg 이상이어야 처벌되었다. 그 후 법률이 점점 강화되었는데, 몇 번의 사고를 거치며 음주 운전 위험성에 대한 국민적 공감을 일으켜 처벌이 급격히 강화되었다.

음주 사고 사례 1:
음주 운전 기준을 강화하게 만든 사건

첫 번째는 1999년 11월 28일 도메이고속도로 IC 부근에서 음주 운전자가 몰던 12톤 트럭이 일반 승용차와 충돌한 사고다. 승용차에는 부부와 3세, 1세의 여자아이가 타고 있었으며, 이 교통사고로 어린 자매가 사망했다.

가해자인 트럭 운전사는 위스키 1병(750㎖)과 칵테일 1캔을 마셨고, 혈중알코올농도는 0.63mg이었다. 사고 당시 똑바로 설 수 없을 정도의 만취 상태였다. 그 후 운전사에게 징역 4년의 판결이 확정되었다. 운전사와 통운 회사에는 배상금 2억 4,979만 5,756엔을 연대해서 배상하라는 판결이 내려졌다.

이 사고로 2001년 12월에 형법이 개정되어 최고형이 징역 15년인 '위험 운전 치사상죄'가 신설되었다. 2002년 6월 1일에는 도로교통법으로 음주 운전, 악질적인 운전에 대한 처벌이 강화되었다. 음주 운전의 적발 기준은 혈중알코올농도 0.25mg 이상에서 0.15mg 이상으로 기준치를 강화했다.

(※편집자주: 한국에서는 2018년 9월 25일, 면허취소 수준인 혈중알코올농도 0.181%의 만취 상태로 차량을 운전하던 사람이 해운대구의 교차로 횡단보도에 서 있던 육군 병사 윤창호를 치는 사고가 발생했다. 휴가를 나왔다 사고를 당한 윤창호는 머리를 크게 다쳐 뇌사 상태에 빠져 그해 11월 9일 사망하였고, 주변에 함께 있던 친구들도 전치 3주의 상해를 입었다.

그 당시 음주 운전 사망사고 피고인에 대한 권고 형량은 최대 징역 4년 6개월이고, 2015년부터 2017년 음주 운전 사망사고 피고인의 평균 형량은 징역 1년 6개월이었기에, '도로 위 살인행위'인 음주 운전에 대한 처벌을 강화해야 한다는 목소리가 커졌고, 이른바 '윤창호법'이 발의되어 시행되었다.

윤창호법으로 2018년 개정된 도로교통법에 따라 음주 운전 사망사고시 최저 3년 이상의 징역, 최고 무기징역을 받을 수 있으며, 음주 운전 단속 기준을 혈중알코올농도 0.03% 이상으로 강화했다. 적발시 5년 이하의 징역이나 2천만 원 이하의 벌금형과 같은 형사적 책임과 인사, 행정 책임을 모두 져야 한다.)

음주 사고 사례 2:
뺑소니, 방조죄에 대한 처벌을 강화하게 만든 사건

2006년 8월 25일, 후쿠오카의 우미노나카미치대교에서 한 남성(당시 22세)이 음주 상태에서 승용차를 몰다가 5인 가족이 탄 자동차를 추돌했고, 그 차량이 하카타 만에 추락해서 물에 잠긴 대형 사고가 일어났다. 피해 차량에는 부부, 4세와 3세의 남아, 1세의 여아가 타고 있었는데, 어린아이 3명이 물에 빠져 사망했다. 사고 당시 가해자는 생맥주 3잔, 약 1,200ml의 소주를 마시고 만취한 상태였다. 게다가 사고를 낸 뒤 현장에서 그대로 도망쳤다.

재판에서는 주범인 가해자에게 위험 운전 치사상죄가 적용되는지가 쟁점이 되었고, 대법원에서 위험 운전 치사상죄와 도로교통법 위반을 합해서 징역 20년의 형사처벌이 확정되었다. 이 사고의 큰 문제점은 가해자가 피해자를 구조하지 않은 채 도주했다는 사실이다. 심지어 가해자의 차량에는 두 명의 동승자가 있었고, 그중 한 명은 사고 직후 가해자에게 물을 많이 먹여서 음주 운전을 은폐하려고 했다. 다른 동승자도 음주 운전이라는 것을 알면서도 동승했지만, 두 사람 모두 불기소 처분으로 끝났다.

형사처벌이 너무 가벼웠기 때문에 도망친 것이 이득이라는 말이 나왔고, 위험 운전 치사상죄를 입증하는 데 어려움이 지적

되었다. 법률 개정을 위한 서명운동과 진정이 일어나면서 2007년 9월 도로교통법 개정시 뺑소니의 처벌 강화와 함께, 음주 운전을 한 당사자뿐 아니라 주류를 제공한 사람, 차량을 제공한 사람, 동승자에게도 처벌이 적용되도록 했다. 2009년 6월의 도로교통법 개정에서는 음주 운전이나 위험한 위반행위시 벌점 인상과 운전면허를 재취득하지 못하는 기간(결격 기간)이 연장되었다.

법 개정과 계몽운동은 이후 음주 사고의 감소로 이어져, 〈경찰백서〉에 따르면 2000년에 2만 6,280건이었던 음주 운전 사고가 2017년에 3,582건으로 7분의 1이 감소했다. 하지만 이는 상대적인 것으로 건수를 보자면 아직 많다. 현재 불법 약물 소지로 검거되는 사람의 수는 연간 만 명대인데, 음주 운전으로 검거되는 사람의 수는 2006년부터 2015년까지 5분의 1로 줄었지만 아직 연간 3만 명대인 상황이다.

(※편집자주: 한국에서는 2020년 9월 9일, 인천 을왕리해수욕장 인근 도로에서 30대 여성 운전자가 음주 운전을 하다가 배달을 하던 오토바이 운전자 50대 가장을 숨지게 한 사건이 있었다. 이때 음주 운전 차량에 동승한 40대 남성의 윤창호법 방조죄 적용을 두고 의견이 분분했다. 쟁점은 음주 사망사고 차

량 동승자에게 사망사고에 대한 방조죄를 적용할 수 있는가였으며, 이에 음주 운전 동승자에 대한 처벌 강화를 위한 법률 개정의 필요성이 논의되기도 했다. 하지만 2021년 판결에 따르면 음주 운전자는 징역 5년을 선고받았고, 동승자 는 음주 운전 방조 혐의만 인정되고 사망사고 방조죄와 도로교통법위반 교사 혐의에 대해 무죄를 선고받았다. 이에 전문가들은 "법정형을 강화하더라도 법 시행 효과는 제한적일 수밖에 없다"라고 짚기도 했다. [출처: https://www. hani.co.kr/arti/society/society_general/991723.html]

음주뺑소니 사고도 사흘이 멀다 하고 연이어 발생하고 있다. 2021년 9월, 음주 상태로 차량을 운전하다 갓길을 따라 걷고 있던 60대를 치어 숨지게 한 후 시신을 유기하고 도주한 A씨가 구속되어 검찰에 송치되는가 하면, 경남 김 해시에서는 40대 A씨가 차량 3대를 들이받아 60대 승객 1명을 숨지게 한 음주 운전 교통사고를 일으킨 후 도주했다가 붙잡혔다. 천안에서 20대 운전자가 몰 던 승용차가 50대가 타고 있던 오토바이를 들이받아 오토바이 운전자가 사망 하는 음주뺑소니 사고도 발생했다.

뺑소니는 특정범죄 가중처벌 등에 관한 법률 위반에 해당하기 때문에 피 해자와 합의하더라도 형사처벌을 면하기 어려우며, 형사적 처벌뿐만 아니라 민사상 손해배상 책임까지 더해진다. [출처: http://www.kihoilbo.co.kr/ news/articleView.html?idxno=945140]

한국의 경우 도로교통공단 자료에 따르면 2020년 음주 운전 사고 건수는 17,247이고 사망자 287명, 부상자 28,063명이다. 검거되지 않은 음주 운전 사고도 많아, 경찰청 자료에 따르면 2019년 음주 운전 및 도주 운전 적발 건수는 13만 772였다.)

어떤 유형의 사람이 술에 빠지기 쉬울까?

술을 마시고 저지르는 실수는 용서받지 못한다는 것을 알면서도 비참한 음주 사고는 되풀이된다. 알코올에 심하게 의존해서 건강한 일상 생활을 지키지 못하는 사람도 있다.

음주 문제에 쉽게 빠지는 사람과 적정량을 조절하는 사람에는 어떤 차이가 있는 것일까? 현재의 연구에서는 유전자적으로 '알코올 의존증에 쉽게 걸리는 사람'(자세한 내용은 3장에서)은 있어도 알코올에 의존하는 사람들 간에 공통된 성격은 없다고 보고 있다. 다만 임상 경험상 알코올 의존증 환자가 공통적으로 보이는 성격에는 다음과 같은 경향이 있다.

고집이 세고 완벽주의인 사람

'의지가 약한 사람일수록 술에 의존하기 쉽다'라고 생각하기 쉬운데, 이는 큰 오해다. 사실 지금까지 의지가 약한 의존증 환자를 만난 적이 없다. 오히려 반대로 완고하고 완벽주의라고 느껴지는 성격의 사람이 많다. 고집이 세기 때문에 매사에 흑백을 가리고 싶어 하며, 가족이나 주치의에게 과음을 지적받아도 모두 뿌리치고 누가 뭐라 해도 술을 마신다. 대인관계도 서투르기 때문에 고립되어 술에 빠져 진짜 중독이 되어간다.

각도를 바꾸어, 만약 본인이 주위에서 과음을 지적받을 때 강한 반발을 느낀다면 술에 의존하기 쉬운 유형은 아닌지 돌아보아야 한다.

다만 고집이 세고 완벽을 추구한다는 것은 뒤집어 말하면 정신적인 에너지가 넘친다고 할 수 있다. 이것을 좋은 방향으로 살리면 성실하고 부지런히 일하므로 아주 큰 능력이다. 실제로 알코올 의존증 환자 중에는 사회적으로나 경제적으로 성공한 사람이 적지 않다.

좋은 사람, 모범생이라고 불리는 사람

젊은 나이에 알코올에 의존하는 경우, 상당수가 사회에서 '좋은 사람'이나 '모범생'으로 불리는 과잉 적응 유형의 사람이다.

각성제 등 불법 약물에 중독되는 사람은 원래 빈곤이나 폭력 등 성장 환경에 문제가 있어서 비행을 저지르다가 약물의 길로 들어서는 경우가 종종 있다. 반면에 알코올은 20세 이상이면 적법하고 쉽게 구매할 수 있어서 언뜻 극히 평범한 가정에서 자란 사람이 스트레스를 혼자 해결하려고 술을 이용하다가 끊지 못하는 경우가 눈에 띈다. 다만 겉으로는 풍족한 환경에서 자란 듯 보여도 사실 부모의 불화, 가족의 음주 문제, 가정폭력 등의 문제로 외로움이나 고독을 느끼고, 그것을 달래기 위해 술에 빠지는 패턴도 많다.

타인의 눈치만 살피는 생활을 지속하면 항상 본심을 억누르고 참게 되고, 사고와 행동이 뒤따르지 않는 '자기 불일치' 상태가 된다. 그 불균형한 마음을 조절하려고 알코올에 의존하게 되는 것이다.

한 가지 일에 쉽게 빠져드는 사람

아스퍼거증후군을 포함한 ASD자폐 스펙트럼 장애, ADHD주의력 결핍 과잉행동장애 등의 발달장애가 있는 사람은 한 가지 일에 쉽게 빠지고 충동 조절이 잘 안 되는 경향이 있다. 그래서 알코올 의존증에도 쉽게 노출된다고 알려져 있다(3장 참조).

음주 문제는 마음의 문제와 매우 밀접하다. 술에 의존하는 것은 약물 부작용에 의한 것이지만, 강하게 의존할수록 더욱 술에 빠지는 바탕에는 건강하지 못한 마음 상태와 사고방식이 있다. 강한 의지만으로 술을 끊을 수는 없다. 술이 약물로서 가지는 유해성과 과음하는 이유에 대해 알고 지혜롭게 행동해야 한다.

음주 문제는 나이가 들수록 심각해진다

"할 일이 없어서 아침부터 술을 먹게 되더라고요."

은퇴 후 음주량이 늘어 병원을 찾은 환자가 이렇게 호소했다. 그는 그동안 쉼 없이 일하다가 정년퇴직을 하고서 '이제부터 아내와 천천히 여행이나 하자'라고 마음먹었다. 그런데 아내가 낮에는 각자의 생활을 하자고 제안했다. 아침에 일어나면 일단 부부가 각자 생활하다가 저녁에 보자는 것이었다. 결국 낮 시간을 때우기 위해 술을 마시기 시작했고, 과도한 음주가 습관이 되었다고 한다.

나이가 들어 알코올 의존증에 걸리는 사람도 꽤 많다. 부지런하게 열심히 일해 온 성실한 사람들이다. 특별한 취미도 없고, 나이를 먹어 매사에 흥미가 솟지 않는 것도 음주량이 증가하는 원인이다. 술을 계속 마시다 보면 어느 지점부터 해로운 점이 점점 더 커져 조절하기가 어려워진다.

여성의 경우 자녀가 품을 떠나는 무렵부터 외로움과 상실감을 달래기 위해 술을 마시다가 고령이 되어 알코올 의존증이 생기기도 한다. 실제로 노년층의 음주 문제는 증가 추세이며, 오랜 기간 음주를 하면서 쌓인 심신의 피해가 60대 이후 질환으로 나타나며 은퇴 후 사회적 소외와 상실감이 알코올 의존증으로 심화되기 때문이다.

왜 고령이 되면 음주 문제가 심각해질까? 나이가 들수록 체내의 수분량이 줄어들기 때문에 혈중알코올농도가 쉽게 올라가고, 간의 알코올 분해 능력이 떨어져 혈중알코올농도가 잘 내려가지 않는 상태가 되면서 알코올의 악영향에 쉽게 노출된다. 게다가 중추신경의 알코올 감수성이 높아지므로 진정 작용이

나 운동계로 가는 작용이 강해져 젊은 시절에는 괜찮았던 양으로도 만취 상태가 된다. "나이가 드니 술에 약해졌다"라는 것은 이런 신체적 요인 때문이다.

고령의 알코올 의존증 환자에게 일어나는 일 중에서 가장 위험한 3종 세트가 있는데, 바로 '넘어짐, 대소변을 못 가리는 실금, 건망증'이다. 이 중에서 하나라도 증상이 있으면 전문의와 상담해야 한다.

반면에 현역으로 일하던 시절에는 저녁을 먹으면서 자주 반주를 했지만, 은퇴 후 술을 거의 마시지 못하게 되는 사람도 있다. 술에 약해진다는 것을 달리 보면 술을 끊을 기회로 삼을 수 있다. 간 기능 저하로 알코올을 분해하는 속도가 떨어지기 때문에 음주량이 기존보다 줄어들고, 취해 있는 시간도 길어지므로 소량의 술로도 취하게 된다. 이런 상태를 잘 활용해 음주량을 줄이거나 "이제 마시지 않아도 돼"라며 술을 끊기로 결단하기 쉬워질 것이다.

일을 그만두고 유유자적한 생활을 하게 되면 직장이나 자녀 교육 등에서 받는 스트레스가 줄어들어 술을 적게 마시는 경우도 볼 수 있다. 결국 주어진 상황을 어떻게 파악하고, 어떻게 행동하느냐에 따라 은퇴 후의 삶이 확연하게 달라진다. 그것에는 자신의 성격과 사고방식이 짙게 반영된다. 더 건강하고 쾌적한 인생을 만들려면 역시 음주가 주는 악영향을 구체적으로 알아 둘 필요가 있다.

WHO, 알코올을 건강장애의 최대 위험 요소로 경고

　과도한 음주를 끊지 못하는 당사자나 가족은 문제가 심각할 수록 '알코올의 유해성을 더 잘 알았더라면…'이라고 느낄 것이다. 평온했던 삶이 알코올로 위협받는다면 더욱 그럴 것이다.

　우리 사회도 드디어 음주 방식을 다시 살펴보는 방향으로 분위기가 바뀌고 있음을 언급했는데, 최근에는 알코올의 유해 사용을 줄이자는 세계적인 전략도 시작되었다. WHO세계보건기구가 경종을 울린 것이다.

　2010년 WHO 총회에서 '알코올의 유해 사용을 줄이기 위한 세계 전략Global strategy to reduce harmful use of alcohol'이 승

인되어 몇 가지 단계를 거쳐 2013년 회원국에 다음과 같은 권고가 내려졌다(참고사이트 https://www.who.int/substance_abuse/alcstratenglishfinal.pdf).

- 알코올의 유해한 사용은 전 세계 건강장애에 최대 위험 요인 중 하나다.
- 알코올과 관련되어 사망하는 사람은 전 세계 사망자의 3.8%다.
- 모든 수준의 음주 문제에 대해서 정치, 사법, 행정, 의료, 교육 등의 연대를 통해 적절하게 대응해야 한다.

알코올에 의한 건강장애의 위험을 본격적으로 줄여나갈 것을 선언하는 내용이다. WHO는 담배의 피해를 줄이기 위한 세계 전략을 시도해 어느 정도 성공했기에 다음으로 알코올 문제에 주목하는 것이다.

요즘은 "담배는 백해무익하다"가 상식으로 자리 잡았고, 많은 사람이 금연에 성공했다. 줄담배를 피우던 사람이 "지금은 전혀 피우고 싶지 않다"라고 단호하게 말하는 모습도 드물지 않게 보인다. 알코올도 같은 변화가 일어날 것이다. 아직은 음주의 유혹에 이끌려 끊고 싶어도 끊지 못하겠다는 사람이 많지만, 음주에 정신적·신체적 이점이 전혀 없다는 사실을 많은 사람이 인식한다면 금주를 결심하는 사람이 늘지 않을까?

예전에는 기차에서도 흡연할 수 있었다: 상식은 갑자기 바뀐다

돌이켜보면, 흡연 에티켓이 바뀐 것은 최근 20년 정도의 일이다. 몇십 년 전만 해도 기차 안에서 담배 피는 것이 예삿일이었고, 환기가 잘되지 않아 실내 공기가 늘 탁했던 기억이 있다.

"오늘도 활기차다. 담배가 맛있다!"라는 일본전매공사(일본담배산업주식회사의 전신)의 유명한 광고문구도 유행했다. 이 문구가 만들어진 것은 1957년이었지만, 그 후 심각한 건강 피해가 우려되면서 세계적으로 형세가 바뀌어 지금은 기차에서 담배를 피운다는 것은 몰상식한 일이 되었다.

최근 20년 사이에 흡연에 대한 생각이 급속히 변화한 것처럼 알코올에 대해서도 비슷한 변화가 일어날 수 있다. 현시점에서는 기차 안이나 비행기 기내에서 술을 마실 수 있지만, 향후 알코올의 유해성에 관한 지식이 지금보다 더 확산되어 본격적인 대책이 적용되면 기내에서 음주하는 것이 몰상식한 일이 될 것이다.

담배 수준으로 규제하는 것이 최선인지 아닌지 아직 기준은 마련되지 않았지만, 개개인의 의식이 바뀌면 적극적으로 금주에 동참할 것이다.

일본에서는 새로운 움직임으로 2013년 12월에 '알코올 건강장애 대책 기본법'을 제정했다. 그리고 이 법을 토대로 2015년도에 알코올 건강장애 대책 추진 기본계획이 결정되었다. 2016년부터 광역자치단체의 정책이 시작되었고, 최근에는 의료기관, 직장, 지역사회에서 금주를 지원하는데, 이를 국가에서 후원한다. 이를 통해 초기 단계의 치료가 활성화될 것으로 기대한다(한국의 경우 2020년 7월 17일, 보건복지부와 한국건강증진개발원에서 운영하는 생활 속 음주 폐해 예방을 위한 협의체가 출범했으며, 음주폐해예방사업을 통해 제도 개선 및 환경 조성, 절주 교육을 진행하고 있다 - 편집자주).

세계가 금주를 향해 움직이고 있다. 음주에 대한 지식과 건강교육이 널리 퍼진다면 앞으로 오락이나 커뮤니케이션 방법도 훨씬 다양해질 것이다.

CHAPTER 2

지금 당장
알아두어야 할
위험 신호들

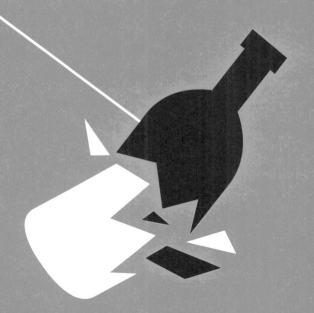

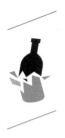

평범한 직장인 중에
고위험 음주자가 있다

사람마다 술을 마시는 방법이나 술에 관한 생각은 제각각이다. 무슨 행사가 있을 때만 술을 마시는 사람이 있고, 습관적으로 마셔도 문제가 없는 사람도 있다. 잠재적 알코올 의존증인 사람이 있고, 이미 애매한 경계선을 넘어 음주 문제를 자꾸 일으키는 사람도 있다. 반대로 술을 전혀 마시지 않고 늘 맑은 정신을 택하는 사람도 있다.

여기에서 주목해야 할 것이 잠재적 알코올 의존증의 영역에 해당하는 사람들이다. 이 책을 읽는 독자 중에도 적잖은 수가 있을 것이다.

첫머리에서도 소개했듯이 일본의 알코올 의존증은 약 100만

명이며(후생노동성 조사), 알코올 의존증이 의심되는 사람 약 300만 명과 문제가 있는 음주자 약 600만 명을 합친 잠재적 알코올 의존증은 900만 명으로 추산된다. 여기에 생활습관병의 위험을 높이는 음주자 약 1,000만 명을 포함한 약 1,900만 명이 알코올 의존증의 경계선에 있는 고위험 음주자로 분류된다(한국의 경우, 보건복지부의 국정감사에 자료에 따르면 2020년 기준 알코올 남용이 87만 2481명, 알코올 의존증이 65만 4,360명이다 - 편집자주).

이 책에서는 다음 표의 '알코올 의존증 의심'부터 '생활습관병의 위험을 높이는 음주자'까지를 '고위험 음주자'라고 표기하겠다. 자세히 보면 같은 고위험 음주자 중에서도 위험이 낮은 쪽에 가까운 사람이 있고, 한 걸음만 내디디면 알코올 의존증으로 넘어가는 경계에 있는 잠재적 알코올 의존증인 사람도 있다. 폭이 굉장히 넓은 만큼 부작용이 나타나는 방식도 다양하다.

또한 아주 평범하게 직장에 다니는 사람 중에서도 고위험군에 속하거나 이미 알코올 의존증까지 진행된 경우가 있다. 이런 사람들은 "회사에 잘 다니고 있으니까 괜찮아"라고 하면서 본인도 주변도 알아차리지 못한다. 조금 이상하다고 생각해도 뾰족한 대책이 없는 경우도 적지 않다.

■ 잠재적 알코올 의존증은 약 900만 명

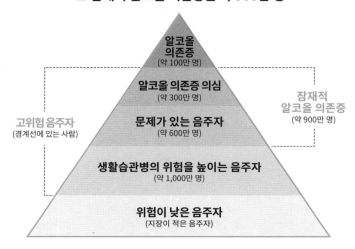

알코올
의존증
(약 100만 명)

알코올 의존증 의심
(약 300만 명)

문제가 있는 음주자
(약 600만 명)

고위험 음주자
(경계선에 있는 사람)

잠재적
알코올 의존증
(약 900만 명)

생활습관병의 위험을 높이는 음주자
(약 1,000만 명)

위험이 낮은 음주자
(지장이 적은 음주자)

※편집자주: 한국의 경우 정신질환실태 역학조사에 의하면 2016년 기준 알코올 사용장애의 평생 유병률은 12.2%로 남자가 18.1%, 여자가 6.4%였다. 세계보건기구(WHO)에서 발표한 전 세계 평균 4.1%보다 압도적으로 높은 수치로 우리나라의 알코올 사용장애가 심각하다는 의미다.

알코올사용장애의 전 단계라고 할 수 있는 고위험 음주(1회 평균 음주량이 남성 7잔, 여성 5잔 이상이며, 주 2회 이상 음주하는 비율)도 2005년 11.3%에서 2017년 14.2%로 증가하였는데 이 또한 남성은 2005년 대비 1.1% 증가한 반면에 여성은 3.8%나 증가하는 등 여성의 문제성 음주 비율이 증가하고 있는 추세다.

2017년 통계청 사망원인통계에서도 알코올성 간질환 등 알코올 관련 사망자 수가 5천여 명(4809명)에 이르고 음주로 인한 사회경제적 비용이 한 해 10조에 육박하는 등 우리 사회 전반에 음주로 인한 문제가 증가하고 있는 추세임에도 정작 술 문제로 치료를 받는 사람들은 추정되는 전체 알코올 사용장애 환자 중 8.1%에 불과하다. 미국의 경우 43.6%, 거의 절반에 달하는 사람이 술 문제를 해결하기 위해 치료를 받는 것에 비하면 극히 낮은 수치다.

출처: 국가정신건강정보포털 https://www.mentalhealth.go.kr/portal/disease/diseaseDetail.do?dissId=20

직장생활을 하면서 알코올에 중독되는 전형적인 패턴

'혹시 나도 경계선에 있나?'

습관적으로 술을 마시는 사람이라면 자신이 얼마나 위험한 상태인지 신경 쓰일 것이다. 그래서 흔히 볼 수 있는 사례로, 경계선에 있다가 점점 위험한 수준으로 빠져들어 가는 직장인 A씨의 주말 생활을 소개해 보겠다.

회사 회계팀에서 일하는 30대 A씨는 최근 몇 년 사이에 점점 주량이 늘어서 평일 저녁이면 반주하는 습관이 생겼다. 본인도 요즘 음주량이 늘었다고 느끼지만, 제대로 조절하기가 어려워 마시는 양과 시간이 점점 늘었다. 그래도 회사에 늦은 적이 없고 일도 잘 처리했다.

그런데 어느 금요일 오후가 되자 갑자기 초조해지며 머릿속에서 술 생각이 떠나지 않았다. 기다리고 기다리던 퇴근 시간, 혼자 사는 A씨는 퇴근길에 편의점을 들러서 술과 안주를 산 뒤 집에 가자마자 술상을 펼치고 게임을 하거나 텔레비전을 보았다. 금요일 밤부터 일요일 낮까지 술을 마시다 잠들고, 일어나서 또 술을 마시기를 반복했다. 일요일 오후가 되면 다음 날 출근에 대비해 술을 마시지 않았다. 그러면 월요일에 별 탈 없이 일할 수 있었다. 주변에서 과음을 걱정하는 말을 들어도 "출근하는 데 지장 없으니 괜찮아"라고 상투적으로 답했다.

그런 생활이 반년 정도 지속되었을 무렵, A씨의 주말에 조금 변화가 찾아왔다. 일요일 오후에도 참지 못하고 술을 마시게 되었고, 다음 날 아침 숙취에 시달렸다. 그리고 어느 날, 처음으로 예고 없이 연차를 냈다. 출근 당일에 "갑자기 몸이 안 좋아서"라며 상사에게 쉬겠다고 말한 것이다.

그때부터 음주 욕구는 더욱 상승했다. 평일 낮에도 술 생각이 나서 출근길에 편의점에 들러 술을 두 캔 이상 산 뒤, 일단 그 자리에서 한 캔을 마셨다. 다른 한 캔은 서류 가방에 숨겨놓고 점심시간에 몰래 마셨다. 이쯤 되자 제동이 걸리지 않았다. 이번에는 집에 갈 때까지 참지 못해서 회사를 나서자마자 가까운 편의점에서 사 마셨고, 집에 돌아와서 또 마시는 지경에 이르렀다. 이제 주변 사람들도 A씨가 이상하다고 느끼기 시작했다.

이런 과정이 일하면서 알코올 의존증에 빠지는 사람의 전형적인 패턴이다. 자신(혹은 주변 사람)의 현 상태와 비슷하다고 생각한다면 주의를 기울여야 한다.

월요일에 예고 없이
휴가를 내는 일에 주의하라

- 금요일에는 업무 중에도 술 생각이 머리에서 떠나지 않는다.
- 휴일에는 대체로 아침부터 술을 마시기 시작한다.

  (전날 마신 술이 깨지 않은 채 무심코 아침부터 술을 마시는데, 마시면
  조금 개운해진다.)
- 토요일부터 일요일까지 술을 먹고 자는 일을 반복한다.
- 월요일 아침에도 술이 깨지 않은 채 출근한다.
- 평일 낮에도 동료의 시선이 닿지 않는 곳에서 몰래 술을 마신다.
- 예고 없이 월요일에 연차를 쓰는 횟수가 증가한다.
- 약속한 것을 잊거나 취하는 바람에 가족(특히 자녀)과 시간을 보
  내기로 한 약속을 지키지 못할 때가 있다.

이런 일들은 술을 제어하지 못하게 되었음을 나타내는 위험

한 행동 패턴이다. 처음에는 주말에만 낮술을 마셨는데, 마시는 양과 시간이 점차 길어져서 평일에도 이른 시간부터 마시게 되었다면 잠재적이 아니라 진짜 알코올 의존증이 의심된다.

특히 잠재적 알코올 증후군과 진짜 알코올 의존증을 판별하는 중요한 포인트는 다음 날 아침에 어떻게 보내는지, 컨디션이 어떤지를 보면 된다. 아침에 일어났을 때 기분이 몹시 나쁘고, 짜증이 나거나 우울해서 가라앉는다면, 나아가 손이 떨리거나, 식은땀이 나거나, 심장이 두근거리거나, 맥박이 빨라지거나, 혈압이 올라가는 등의 반응은 알코올 의존증의 전형적인 금단현상이다.

많은 양의 술을 자주 마시다 보면 뇌는 알코올이 있는 상태가 당연하다고 판단해서 술을 마시는 것이 일반적인 상태라고 착각한다. 따라서 알코올이 빠져나가 혈중 농도가 내려가는 것을 감지해 불쾌한 증상을 일으킨다.

알코올은 마취제와 같은 진정 작용도 있어서 술이 빠져나갈 때는 뇌가 흥분한다. 금단현상이 가장 잘 나타나는 때가 아침 무렵이다. 저녁에 반주로 술을 마시면 자는 사이에 혈중알코올 농도가 점점 내려가기 때문에 눈을 떴을 때 심신에 증상이 나타난다.

몸의 불쾌감을 견딜 수 없어서 또 술을 마셨다고 해 보자. 그때 증상이 딱 멈추고 편해진다면 이미 본격적인 알코올 의존증으로 진행되었다고 볼 수 있다. 이처럼 아침에 술을 마셨을 때 증상이 진정되는지 여부는 의존증 판별의 중요한 포인트로, 아침에 해장술을 마시는 것이 습관이 되면 온종일 술에서 손을 못 놓게 된다.

자세한 내용은 나중에 설명하겠지만, 자신의 음주 습관이 얼마나 안전한지 파악해 보는 선별 검사에도 해장술에 관한 질문이 있다.

중독이 의심되는 위험 신호

아침에 습관적으로 술을 마시면, 주말에 친구나 가족과 놀러가기로 약속해 놓고 갑자기 취소하는 일이 잦아진다. 한계가 오기 전까지는 평소처럼 출근하려고 노력하지만, 점차 음주 욕구가 강해져서 근무 중에도 편의점에서 술을 구매하거나 점심시간에 반주를 하는 등 낮에도 술을 마시게 된다.

이 단계가 되면 겉모습이나 행동에 이상한 변화가 나타난다.

- 머리가 부스스하고 복장도 흐트러진다. 단정하지 못한 차림새다.
- 항상 은근한 술 냄새를 풍긴다. 불결해 보인다.
- 직장에서 실수를 연발하거나 고객의 클레임이 속출한다.

주변 사람이 이런 변화를 보이더라도 미묘한 문제이기 때문에 쉽게 참견하지 못한다. 정신 의학 분야에서는 직장인의 알코올 의존증을 판단할 때 '예고 없이 내는 월요일 휴가'를 중요한 판단 기준으로 본다. 다만 그것이 한 달에 한 번 정도라면 지나치기 쉽고, 지적한다고 해도 본인이 "자주 그런 것이 아니니 괜찮다"라고 주장하면 더는 추궁하지 못하고 넘기게 된다.

이 외에도 고위험 음주자에게 보이는 몇 가지 공통적인 신호를 살펴보자. 해당하는 항목이 많을수록 잠재적 알코올 의존증에서 알코올 의존증 환자로 진행되고 있음을 의심할 수 있다.

• 의사에게 음주 문제로 지적을 받아도 술을 줄이지 못한다.

건강검진에서 간 기능의 지표라고 하는 γ-GTP(감마지티피)의 수치나 혈당치가 높게 나오거나 당뇨병 등의 질환이 있어 의사에게 술을 줄여야 한다고 들었지만, 음주량을 줄이지 않는다. 이렇게 되면 임상에서는 잠재적 알코올 의존증이라고 평가한다.

• 술을 마실 때만 즐겁다(차와 케이크로는 즐길 수 없다).

알코올 이외의 음식을 먹는 자리에서도 즐겁게 커뮤니케이션할 수 있느냐 없느냐가 위험성을 읽어내는 중요한 포인트다. 알코올의 유무와 관계없이 즐길 수 있다면 문제가 없지만, 고위험 음주자일수록 알코올이 빠지면 뭔가 부족한 마음이 들어 즐기지 못한다.

• 술이 생각나는 시간이 달라진다.

예전에는 저녁에 반주만 했는데 점차 음주 욕구가 나타나는 시간이 당겨진다면 주의한다. 특히 아침부터 술을 마시기 시작하는 것은 가장 위험한 징조다. 정년퇴직 후 낮부터 술을 마시거나 저녁 시간을 기다리지 못하고 미리 술을 마시는 것도 주의해야 할 변화다.

• 휴일에는 술 마시는 것 외에 할 일이 없다.

휴일을 보내는 방법도 위험을 판별하는 포인트다. 만약 휴일에 주로 술을 마시고 다른 활동은 거의 하지 않거나 의욕이 나지 않는다면, 심리적인 시야 협착이 일어나 이미 알코올의 피해가 진행된 건강하지 못한 상태다.

• 저녁 준비를 하면서 습관적으로 낮술을 마신다.

부엌에서 요리하면서 자주 술을 마시는 것도 위험 구역에 들어갔다는 신호다. 알코올 의존증에 걸린 주부를 '키친 드렁커 kitchen drunker'라고 하는데, 그 정도까지는 아니어도 낮부터 음주 욕구가 강하게 나타나 3시 무렵부터 술을 마시거나 취한 상태로 요리하게 된다면 알코올 의존증에 가까워지는 것이다.

실제로 술에 중독된 여성에게 이야기를 들어보면 첫 번째 변화가 "요리를 하면서 술을 마셨다"라는 증언이 적지 않다. 음식의 간이 예전과 달라지거나 식탁에 둘러앉을 때 엄마만 눈이 풀려 있어서 가족이 변화를 눈치채기도 한다. 가족이 모였을 때 가끔 와인 한 잔 마시는 정도인지, 가족들의 귀가를 기다리지 못하고 술을 마시는지가 중독의 갈림길이다.

• 과음을 지적받아도 끝까지 부인한다.

요리를 하면서 음주하는 것도 문제지만, 가족이나 주위의 사람들이 "너무 과음하는 것 아니야?"라고 지적했을 때 "괜찮아, 나는 문제없어"라고 부인하는 것도 위험 신호다. 과음을 인정하지 않으면 건강관리를 하지 않게 되므로 몸 상태나 가족 관계가 악화 일로를 걸을 수밖에 없다.

앞서 말했듯이 원래 성격이 완고하고 남의 이야기를 듣지 않는 사람일수록 부정하는 경향이 있어서 진짜 알코올 의존증으로 진행되기 쉽다. 반면에 주의를 받았을 때 순순히 과음했다고 인정하는 사람은 알코올 의존증과는 거리가 있는 유형이다.

• 술을 끊고 싶어도 끊지 못하는 자신에게 죄책감을 느낀다.

'양을 좀 줄여야 하는데… 하지만 힘들어.' '술을 끊고 싶어도 못 끊겠어.' 이러한 심정으로 술을 마시고 있다면 이미 알코올의 부작용으로 자기 자신을 통제할 수 없는 상태다.

말하는 것(생각하는 것)과 행동이 다른 언행 불일치 상태가 지속되면 정신적으로 고통이 따라오므로 그것이 술로 도망가는 원인이 되어 음주량이 점점 늘어난다.

• 술 마시는 이유를 다른 곳으로 돌리는 책임 전가 버릇이 있다.

알코올에 어느 정도 중독되면 대개 술 마시는 이유를 자신이 아닌 다른 곳으로 돌리게 된다. 일반적으로 "업무상 마실 수밖에 없다" "인간관계로 스트레스를 받아서 술을 마시는 것이다"라는 식이다.

이렇게 책임을 전가하는 버릇이 생기면 주의가 필요하다. 상대방을 원망하게 되어 가족관계와 인간관계가 악화될 수 있다.

알코올과 알코올 의존증에 관한 다섯 가지 오해

여기까지 살펴봤듯이 알코올 의존증은 누구에게나 가까운 문제다. "나는 술을 입에도 대지 않는다"라고 하는 사람도 가까운 사람의 음주 문제를 마주할 수 있다.

알코올 의존증이라는 병은 그동안 많은 오해와 편견에 시달려왔기 때문에 자신과는 무관한 일로 여겨지기 일쑤였다. 그래서 지금까지 다룬 내용을 정리하면서 상식이라고 생각했던 것들이 얼마나 잘못된 것인지 올바른 지식으로 바로잡아 보자.

✖ 중년 아저씨가 걸리는 병이다.

1

⭕ 젊은 여성도 걸릴 수 있다.

알코올 의존증은 중년 남성의 병이라고 인식되는 경향이 있지만, 2030 젊은 층에도 많고, 최근에는 젊은 여성이 치료를 받는 경우가 늘었다. 앞에서 말했듯이 그 배경에 도수가 높은 칵테일 음료의 존재가 있다.

시중에는 여성의 취향에 맞춰서 달콤하여 먹기 편하게 나온 알코올 음료가 많다. 마시기 편한 것과는 달리 알코올 도수가 높아서 가볍게 마시는 동안 무심코 많은 알코올을 섭취할 우려가 있다.

추레한 옷을 입고 술병을 품에 끼고 손을 떨면서 술을 마시는 사람이다.

알코올 의존증 환자 10명 중 9명은 그것이 병이라고 생각 못 하고 직장이나 가정에서 제 역할을 충실히 하며 지낸다.

언뜻 봐도 알코올 문제를 안고 있다고 파악되는 알코올 의존증 환자는 극히 일부다. 사실 90%의 사람은 병이라고 자각하지 못한 채 직장에 다니거나 집안일을 하는 등 사회적으로 자기 역할을 해내고 있다. 그런데 뒤집어 말하면 90%의 사람이 치료를 받지 않은 채 중증으로 갈 위험이 있는 것이다.

병이 진행되면 직장에서 실수를 저지르거나 고객의 클레임이 증가할 수 있다. 가정에서도 음주 때문에 자주 문제가 일어나기도 한다. 본인이 자신의 음주 습관을 부인하면 치료를 진행하기가 어렵고, 상당히 중증이 될 때까지 간과되는 경우도 자주 있다.

알코올 중독과 알코올 의존증은 다른 병이다.

3

 이것은 같은 병으로, 이전에 만성 알코올 중독
이라고 했던 것이 알코올 의존증으로 표현이
바뀌었을 뿐이다.

　알코올 의존증, 알코올 중독, 알코올 사용장애를 다른
병이라고 생각하는 사람이 아직 많은 듯하다. 알코올 의
존증 치료를 받는 환자가 "전 알코올 의존증이지만, 알코
올 중독은 아니라서요"라거나 "알코올 중독보다는 낫잖
아요"라고 말하기도 한다. 나는 그럴 때 "도토리 키 재기
입니다"라고 대답한다.

　'급성 알코올 중독'은 술자리 분위기에 휩쓸려 연거푸
술을 단숨에 들이키다가 혈중알코올농도가 급격히 상승
해서 걸음을 제대로 걷지 못하거나 호흡 곤란을 초래하
는 질병이다. 이 병명은 지금도 그대로다.

알코올 의존증에 걸려도 치료를 받고 나면
술을 적당히 즐길 수 있다.

 한 번 중독되면 평생 낫지 않는다고 생각해야 한다.
계속 술을 마시다가 죽거나 술을 끊고 회복하거나
양자택일뿐이다.

"알코올 의존증이어도 치료하면 다시 술을 마실 수
있다"라는 것은 큰 오해다. 6장에서 자세히 설명하겠지
만, 일단 알코올 의존증까지 진행되면 다시 마실 수 있는
상태로 돌아갈 수 없다. 술을 끊고 맨정신으로 생활할 수
있을 때까지 회복하는 것이 치료의 목표다.

다만 알코올 의존증 직전인 고위험 음주의 단계라면 적
당한 음주량으로 억제해서 마시는 상태로 돌아갈 수 있다.

 알코올 의존증은 술만 마시지 않으면 문제없다.

 합병증이나 중증이 아닌 경우 술을 끊으면 회복할 수
있지만, 정신적인 문제는 사고방식과 생활 방식을
의식해서 계속 고치려고 노력해야 해결할 수 있다.

알코올 의존증이 진행되면 '술을 마시고 있으면 행복하다'라는 생각으로 흘러간다. 이것은 취한 상태에서 하는 사고인데, 술을 끊기만 해서는 그 건강하지 못한 사고를 바꿀 수 없다. 오히려 우울 상태에서 자신을 연민하는 상태가 되어 위험하다.

'지금까지 열심히 일해 왔는데, 좋아하는 술도 못 마시는 내가 불쌍해.'

'그 녀석 때문에 음주량이 늘어 버렸어.'

이런 식으로 피해망상에 빠지기 쉽다.

정신건강 치료의 목표는 금주를 통해 '맑은 정신인 지금이 행복하다'라는 사고와 생활 방식으로 전환하는 것이다. 그러려면 스스로 알코올의 악영향을 이해하고, 술 취해 사고치는 일을 고치려고 노력하며, 치료와 지원을 받으면서 조절하는 것이 중요하다.

'술은 백약의 으뜸'이라는 말은
세금을 위한 문구

"술은 백약의 으뜸이니 적당히 마시면 건강에 좋다."

술을 마시는 이유로 흔히 언급되는 '술은 백약의 으뜸'이라는 말은 "술은 그 어떤 양약보다 효과가 있다"라는 뜻이다. 이 말의 기원은 까마득한 옛날, 서기 8년에서 23년까지 중국을 지배했던 신나라의 왕망王莽이라는 황제가 한 말이다. 이 황제는 재원을 조달하기 위해 술에 세금을 물렸고, 그때 소비를 촉진하기 위해 다음과 같은 문구를 백성들에게 선포했다고 알려져 있다.

夫鹽食肴之將(부염식효지장)

무릇 소금은 음식에서 가장 중요하고

酒百藥之長(주백약지장)

술은 많은 약 가운데 으뜸으로 효과가 있어

嘉會之好(가회지호)

축하 자리에 빠지는 일이 없다

사실 이 말은 주류세를 많이 확보하기 위한 문구로, 2000년이 지난 지금은 본래 의미는 사라지고 술을 옹호하는 말처럼 전해진다. 그러고 보면 왕망은 황제로서 높은 평가를 받지는 못했지만, 카피라이터나 마케터로서는 아주 우수했다고 할 수 있다.

알코올은 기분이 좋아지는 효과가 있을지 모르나, 신체건강에서 보자면 이점이 없다. 음주량이 늘어나 장기 손상 등의 부작용이 나타나면 본전도 못 찾는다. 비록 소량일지라도 몸을 위한다면 술을 마시지 않는 것이 최선이다.

적정량을 지키면서 마시는 것은 몸에 좋을까? 그 해석도 틀렸다. 한때 와인을 즐겨 마시는 스페인과 프랑스의 노인이 장수한다고 화제가 되었다. 와인에 함유된 폴리페놀(활성산소에 의한 산화로부터 몸을 보호하는 물질)이 건강과 장수에 한몫하는 것은 사실이다. 그러나 알코올이 체내에서 대사될 때 활성산소를 내보내기 때문에 전혀 도움이 되지 않는다. 지금까지 다수의 연구에서, 이 지역 사람들이 장수하는 데는 전통 음식인 지중해식의 영향이 크다는 것이 밝혀졌다. 즉, 해산물, 올리브오일, 견과류에 함유된 오메가3 등의 지방산을 듬뿍 섭취한 식습관의 영향으로, 심장 질환, 당뇨병, 비만 등 생활습관병의 위험이 낮아지는 것이다.

또한 비교적 외로울 일이 적은 대가족 중심의 라이프스타일이나 세세한 것을 별로 신경 쓰지 않는 대범한 마인드 등이 융합되어 장수로 이어졌다고 생각된다. 수명은 개개인의 유전자 차이, 일, 생활환경 등이 종합적으로 나타난 결과물이며, 일률적으로 '와인=백약의 으뜸'이라고 단순히 판단할 수 없다.

• 칼 럼 •

■ 오키나와는 왜 장수 도시로 선정되지 않았을까?

오키나와는 건강하게 장수하는 도시의 표본이었는데, 그것은 이미 과거의 일이 되었다. 과거 오키나와 사람들은 해초를 자주 먹고, 비교적 소식하며, 고기는 튀기기보다 삶고 지방을 떼어내고 먹으며 단백질을 충분히 섭취하는 등 우수한 모습을 보였다. 이런 식사와 함께 아와모리(밤이나 쌀을 원료로 한 오키나와 특산 소주—역자주)를 마시는 모습이 전해져 '술은 백약의 으뜸'이라는 이미지가 강해진 것일지도 모른다. 게다가 밭에 나가 일했고, 대가족 제도도 오랫동안 남아 있었기 때문에 80세, 90세까지 장수하는 사람이 많았다.

그런데 최근 10년 사이에 상황이 뒤바뀌어, 장수하는 도시에서 단명하는 도시로 전락하고 말았다. 전쟁 직후에 출생한 세대는 미군의 영향으로 오키나와 특유의 특대 햄버거를 먹고, 대중교통이 정비되어 있지 않아서 어디든 자동차로 이동했다. 그 때문에 만성적인 운동 부족으로 비만이 증가하는 한편 알코올, 약물, 빈곤 문제도 심각해졌다. 지금은 지역 전체가 장수 도시로 재건하기 위해 노력하고 있다. 그 일환으로 일본의 현 중에서 유일하게 독자적인 금주 애플리케이션을 만들었다. 그만큼 오키나와의 음주 문제는 심각한 편이다.

평소의 음주량으로 알 수 있는 의존증 위험

술에 관한 올바른 지식을 바탕으로 현재 자기 음주량의 기준선과 위험 수준을 체크해 보자.

과하지 않은 적정 음주량이란?

국가에서 제시하는 건강 지침에는 알코올 의존증의 발병 위험이 낮은 적정 음주량을 정해놓았다. 남성의 경우 하루 평균 알코올양 20g 이하(순알코올양으로 환산하여 하루 20g 이하)다. 어림잡아 맥주 500ml, 정종 180ml 미만, 25도의 소주로는 100ml, 와인은 작은 잔으로 2잔 정도에 해당한다. 이 숫자를 보고 '고작 이 정도만 마시라고?' 이렇게 생각할 수도 있다. 기준치를 알면 과음인 사람이 얼마나 많은 양의 술을 마시고 있는지 알 수 있을 것이다.

게다가 여성의 경우 알코올의 영향을 더욱 쉽게 받기 때문에 적정량이 남성의 절반, 알코올양 10g 이하다. 성별과 관계없이 고령자, 술에 약한 사람, 술을 마시면 바로 얼굴이 붉어지는 사람도 표준 적정량보다 소량을 마시는 것이 바람직하다. 임신 중에는 소량이라도 위험하므로 반드시 금주한다.

술을 마시는 간격은 적정량을 지키면서 일주일에 이틀 연속해서 마시지 않아야 한다.

■ 알코올 의존증을 피하는 음주량

남성	하루 알코올양으로 20g까지 (부득이한 경우 40g 이하로 절제)
여성	하루 알코올양으로 10g까지 (부득이한 경우 20g 이하로 절제)

알코올 의존증에 걸리기 쉬운 고위험 음주량이란?

다음으로 건강을 위협하는 고위험 음주량을 살펴보자. 국가 지침에서는 생활습관병에 걸릴 위험을 높이는 음주량을 하루 평균 알코올양으로 남성 40g 이상, 여성 20g 이상으로 정하고 있다.

세밀하게 선을 긋자면 남성은 하루 평균 40g(여성은 20g) 전후가 중위험 음주량, 하루 평균량 60g(여성은 30g)을 넘은 경우는 과음으로, 고위험 음주량이 된다.

음주량의 기준은 하루에 맥주 1.5 *l* (500㎖ 맥주 3캔), 25도의 소주는 300㎖, 와인은 6잔, 정종은 540㎖ 정도로, 이 정도의 양을 마시면 몸에 해로울 뿐만 아니라 일의 능률이 떨어지는 등 사회적인 문제도 우려하게 된다. 이것은 말하자면 완전히 아웃

되는 양이다. 계속 이렇게 마시다 보면 반드시 음주 문제가 생긴다. 그런데 이 60g의 벽을 넘어 과음하는 일반 직장인이 상당히 많다.

조사에 의하면 암, 고혈압, 뇌출혈, 지질이상증 등 음주와 관련된 건강 문제의 위험은 하루의 평균 음주량과 함께 직선적으로 증가한다. 또한 모든 요인에 의한 사망률, 뇌경색, 허혈성 심장질환에 대해서는 남성 44g, 여성 22g 이상의 음주로 위험성이 증가한다는 사실이 연구를 통해 밝혀졌다.

그렇다면 술을 얼마나 지속적으로 마시면 알코올 의존증이 되는 것일까? 장기적인 과음이 알코올 의존증의 원인이 되는 것은 확실하지만, 술을 얼마나 마셔야 알코올 의존증에 걸리는지 연령이나 성별에 따른 명확한 기준량은 없다. 개개인이 알코올을 받아들이는 감수성과 관련되어 있기 때문이다. 대략적인 기준으로 남성은 약 정종 900㎖ 정도의 음주를 매일 10년 정도 지속하는 경우, 여성은 그 절반으로 약 5년 정도 지속하면 알코올 의존증에 걸린다고 보고 있다.

자신의 기본 음주량을 파악하자

자신의 평소 음주량을 확인해 보자.

술이 담긴 용기에는 반드시 알코올 농도가 표시되어 있으므로 계산식에 따라 몸에 들어가는 알코올양을 계산할 수 있다. 음주량을 측정하는 단위를 드링크라고 한다. 간단히 말하자면,

■ 자신의 음주량 계산하기
음주량의 단위를 드링크라고 한다.
순 알코올 10g이 들어간 알코올 음료 = 1드링크

정종	위스키	맥주	칵테일 캔	소주, 발포주	와인
15%	40%	5%	8%	25%	12%
1홉 (180ml)	더블 한 잔	1병 (500ml)	한 캔 (350ml)	1홉	한 잔
2.2 드링크	2.1 드링크	2 드링크	2.2 드링크	3.6 드링크	1.2 드링크

위의 표를 참고로 해서 자신이 하루 몇 드링크의 술을 마시는지 계산해 보자.

순알코올 10g은 1드링크라는 뜻이다.

자신이 하루에 몇 드링크를 마시는지 조사해 보자. 예를 들어 하루에 맥주 1병(500㎖)과 정종 360㎖을 마시는 사람의 음주량은 다음과 같다.

(맥주 500㎖ 1병) 2.0드링크 + (정종 360㎖) 4.4드링크

=총 6.4드링크

표의 예시에 없는 술은 다음과 같은 방법으로 계산할 수 있다.

음료의 양(㎖)×농도(20도라면 0.2)×알코올 비중(0.8g/㎖)

=순 알코올양(g)

순 알코올양÷10

=드링크 수

(예) 알코올 도수 8%의 칵테일 1캔(350㎖)

=350×0.08×0.8

=22.4g

=2.2드링크

과음하고 있음을 깨달았다면 일단 자기 주량의 기준선이 어느 정도인지 알아두도록 하자. 그것을 기록하는 것이 가장 첫걸음이다. 하루에 몇 드링크를 마시는지, 가능하면 몸 상태나 마셨을 때의 상황도 노트에 적어두는 식으로 시각화해서 객관적으로 관찰하면 대책을 마련할 수 있다. 금주 관련 앱도 있으므로 이용해 보자.

전 세계 표준 테스트로 자신의 의존도를 알 수 있다

자신의 음주 방식이 얼마나 위험한지 간단히 알고 싶다면 〈알코올 사용장애 선별 검사AUDIT〉를 해 보자. 이는 WHO가 개발한 방법으로, 건강에 해를 끼치는 음주 방식을 조기에 발견해 고치기 위한 선별 검사다. 이 외에도 몇 가지 체크 테스트가 있는데, 〈알코올 사용장애 선별 검사〉가 전 세계 표준으로 각국에서 사용되고 있다.

다음 쪽으로 가서 바로 해 보자. 인터넷에 검색해도 바로 나오므로 일단 한번 확인해 보기를 추천한다. 열 개의 질문에 대답하면 된다. 만약 테스트에서 고위험 수준임을 알게 되면 술을 줄이는 등의 대책을 시작할 필요가 있다.

■ **<알코올 사용장애 선별 검사>로 음주 습관의 안전도 확인하기**

<u>다음 10개의 문항 중 해당하는 대답을 하나 선택해서
O표를 하십시오.</u>

(1) 알코올이 들어간 음료를 얼마나 자주 마십니까?

   0 전혀 마시지 않는다   **1** 월 1회 이하

   2 월 2~4회   **3** 일주일에 2~3회

   4 일주일에 4회 이상

(2) 술을 마실 때는 보통 어느 정도의 양을 마십니까?

   0 1~2드링크   **1** 3~4드링크

   2 5~6드링크   **3** 7~9드링크

   4 10드링크 이상

(3) 한 번에 6드링크 이상 마시는 경우는 얼마나 자주 있습니까?

   0 전혀 없다   **1** 월 1회 미만

   2 월 1회   **3** 일주일에 1회

   4 매일

(4) 지난 1년간 술을 마시기 시작하면 멈출 수 없던 때가 얼마나 자주 있습니까?

0 전혀 없다   **1** 월 1회 미만

2 월 1회   **3** 일주일에 1회

4 매일 혹은 거의 매일

(5) 지난 1년간 평소 할 수 있던 일을 음주 때문에 실패한 적이 얼마나 자주 있습니까?

0 전혀 없다   **1** 월 1회 미만

2 월 1회   **3** 일주일에 1회

4 매일 혹은 거의 매일

(6) 지난 1년간 과음한 다음 날 컨디션을 조절하기 위해 아침에 다시 해장술이 필요했던 적이 얼마나 자주 있습니까?

0 전혀 없다   **1** 월 1회 미만

2 월 1회   **3** 일주일에 1회

4 매일

(7) 지난 1년간 음주 후에 죄책감이 들거나 후회한 적이 얼마나 자주 있습니까?

- **0** 전혀 없다
- **1** 월 1회 미만
- **2** 월 1회
- **3** 일주일에 1회
- **4** 매일 혹은 거의 매일

(8) 지난 1년간 음주 때문에 전날 밤에 있었던 일이 기억나지 않았던 적이 얼마나 자주 있습니까?

- **0** 전혀 없다
- **1** 월 1회 미만
- **2** 월 1회
- **3** 일주일에 1회
- **4** 매일 혹은 거의 매일

(9) 음주 때문에 자신이나 다른 사람이 다친 적이 있습니까?

- **0** 없다
- **2** 있지만, 지난 1년간은 없었다
- **4** 지난 1년간 있었다

(10) 가족이나 친척, 친구, 의사나 건강과 관련된 일에 종사하는 사람이 당신의 음주를 걱정하거나 금주를 권한 적이 있습니까?

- **0** 없다
- **2** 있지만, 지난 1년간은 없었다
- **4** 지난 1년간 있었다

알코올 사용장애 선별 검사의 채점 방법과 점수별 대책

테스트해 보았다면 바로 결과를 살펴보도록 하겠다.

1~10의 각 문항에서 ○을 매긴 점수를 합산하면 된다(선택지의 0점에 ○를 표시했다면 0점). 점수가 낮을수록 음주 습관이 안전하다는 의미다.

〔7점 이하〕 큰 문제는 없는 음주 습관(위험이 낮은 음주군)

• 현재 음주 습관에 큰 문제가 없어 보인다.

• 지금처럼 음주에 주의하며 생활한다.

• 하루 알코올양 20g(맥주 500㎖ 혹은 정종 180㎖ 정도. 여성은 절반인 10g)을 넘지 않음으로 건강에 큰 지장을 주지 않는 수준을 지킨다.

〔8~14점〕 유해 음주 수준(고위험 음주군)

• 잠재적 알코올 의존증의 범위다. 현재의 음주 습관을 지속하면 자신의 건강과 사회생활에 영향이 갈 우려가 있다.

- 특히 당뇨병이나 간 질환을 치료 중인 사람이 음주 습관을 지속하면 치료 중인 병을 악화시킬 우려가 있다.
- 음주량을 지금보다 줄여서 금주하기를 권한다.

[15점 이상] 위험한 음주 수준(잠재적 알코올 의존증)

- 현재의 음주 습관은 위험한 수준이며, 술 때문에 다양한 문제가 발생할 수 있는 상태다.
- 자신의 건강뿐 아니라 가정이나 직장 생활에 악영향이 생길 우려가 있다.
- 함께 사는 가족이 있으면 대부분 당신의 음주 문제로 고민하게 된다.
- 알코올 의존증이 의심되는 경우도 있다.
- 앞으로 음주 습관에 대해 전문의와 상담하기를 권한다.

[20점 이상] 조속한 치료가 필요(알코올 의존증)

- 가능한 한 빨리 금주 치료를 위해서 전문의에게 진찰받기를 권한다.

이 테스트는 자신의 음주량이 얼마나 안전한지 알아보는 도구가 되는 것은 물론, 술을 마시고 있는 가족의 상태를 확인하는 데에도 도움이 된다. 술을 과도하게 마시는 사람이 자기 혼자 이 테스트를 하면 과소평가할 수 있으니 함께 사는 가족이 객관적인 눈으로 확인하기 바란다.

8점 이하인 사람은 음주의 위험성을 알고 주의함으로 건강을 유지할 수 있을 것이다. 금주가 최선이지만, 여건상 어렵다면 효용과 부작용을 바로 알고 건강에 좀 더 무게를 두고 조절하는 것이 중요하다.

CHAPTER 3

술을 마시면 몸에서 어떤 일이 일어날까?

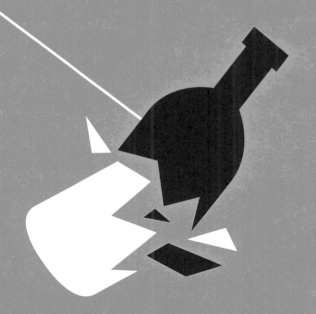

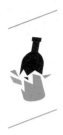

술에 약한 체질인
사람이 많다

지금까지 음주의 사회적인 상황과 알코올 의존증이란 무엇인지 알아보았다. 이번 장에서는 알코올이 체내에 들어가면 어떤 일이 일어나는지, 어떤 반응 때문에 취한 상태가 만들어지는지 신체적인 반응을 구체적으로 살펴보자.

체내에 들어간 알코올은 위장에서 흡수되어 대부분 간에서 처리된다. 그때 알코올 분해효소 작용으로 아세트알데하이드Acetaldehyde라는 유해 물질이 발생하고, 아세트알데하이드 분해효소의 작용으로 무해한 아세트산Acetic acid으로 분해된 후 배출되는 구조다. 이처럼 알코올 대사 과정에 관여하는 알코올 분해효소ADH와 아세트알데하이드 분해효소ALDH의 조합으로 술에 강한 체질, 약한 체질, 알코올 의존증에 걸리기 쉬운 체질 등 다섯 가지 알코올 체질 유형이 결정된다. 예를 들어 술을 마시면 바로 얼굴이 붉어지는 사람이 있고 아닌 사람이 있다.

"술을 마시면 바로 새빨개져요."

■ 분해할 때 효소의 작용

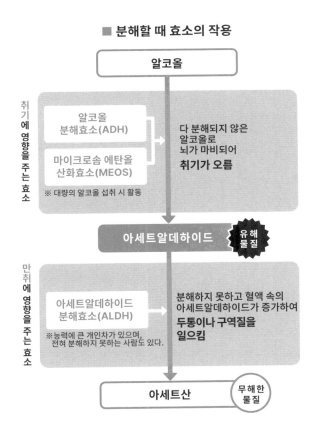

취기에 영향을 주는 효소

알코올

알코올 분해효소(ADH)

마이크로솜 에탄올 산화효소(MEOS)
※ 대량의 알코올 섭취 시 활동

다 분해되지 않은 알코올로 뇌가 마비되어 **취기가 오름**

아세트알데하이드 [유해물질]

만취에 영향을 주는 효소

아세트알데하이드 분해효소(ALDH)
※능력에 큰 개인차가 있으며, 전혀 분해하지 못하는 사람도 있다.

분해하지 못하고 혈액 속의 아세트알데하이드가 증가하여 **두통이나 구역질을 일으킴**

아세트산 [무해한 물질]

"저는 얼굴에 티가 나지 않는 편이라서."

일반적으로 말하는 '술에 약한 사람'은 술을 마시면 얼굴이 빨개진다. 맥박도 빨라져 심장이 두근거리는 등 불쾌한 반응이 나타나기도 한다. 얼굴이 금세 빨개지는 사람과 그렇지 않은 사람의 차이는 어디에 있을까? 한마디로 유전자의 차이다. 알코올 체질은 유전자형으로 크게 A에서 E의 다섯 가지 유형으로 분류되는데, 다음 페이지의 표에 각 특성을 간략히 정리해 놓았다. 자신은 어떤 유형인지 살펴보자.

얼굴이 빨개지는 것은 주로 D형의 사람에게 나타나는데, 일본인의 33%가 이런 유형이다. 매우 소량의 술만 마셔도 불쾌한 반응이 강하게 나타나는 E형, 즉 술을 못 마시는 사람은 7%로 합계 40%다. 일본인의 반 정도는 원래 술에 약한 유전자를 가지고 있는데, 체질적으로 술에 약하다는 근거가 된다. 이 비율은 조사기관에 따라 다소 차이는 있지만, 대략 말하자면 반 정도다(橫山顯,《お酒を飲んで,がんになる人,ならない人》, 星和書店, pp.135-137; 한국의 경우 2021년 질병관리청 발행지에 소개된 바에 따르면 유전적으로 ALDH 효소가 취약한 음주 취약군은 약 30%이며, 이 중 16%가 음주를 하고 있다. [출처: 〈우리나라 ALDH2 유전자형 분포와 유전자형별 알코

■ 다섯 가지 알코올 체질

알코올 체질 유형 ① 일본인의 경우 ② 알코올 의존증 　환자 중의 비율 ③ 알코올 의존증에 　걸리기 쉬운 정도	알코올 분해효소 (ADH)	아세트알데하이드 분해효소 (ALDH)	체질의 특징	
A형 (4%) (27%) ◎	저활성	고활성	술을 마셔도 얼굴이 빨개지지 않아 스스로 술이 세다고 생각해 음주량이 늘어나기 쉽다. 알코올 분해 속도가 느려서 뇌가 알코올에 노출되는 시간이 길다. 따라서 다음 날까지 숙취가 남기 쉽다.	
B형 (54%) (60%) ○	고활성	고활성	술을 마셔도 얼굴이 빨개지지 않아 스스로 술이 세다고 생각해 음주량이 늘어나기 쉽다. 알코올 분해 속도가 빨라서 간의 부담이 크고 간 장애를 일으키기 쉽다. 다음 날까지 숙취가 잘 남지 않는 유형이다.	
C형 (3%) (4%) ○	저활성	저활성	술에 약한 것이 얼굴에 잘 드러나지 않기 때문에 술이 세다고 착각해 술을 많이 마시는 사람이 많다. 그러나 아세트알데하이드의 혈중 농도가 쉽게 올라가므로 빈혈, 인두암, 식도암에 걸릴 위험이 높다.	
D형 (33%) (9%) △	고활성	저활성	얼굴이 금세 빨개지기 때문에 술이 약하다고 느끼지만, 참고 음주를 계속하면 몇 년 안에 잘 마시게 된다. 아세트알데하이드의 혈중 농도가 쉽게 올라가므로 빈혈, 인두암, 식도암에 걸릴 위험이 높다.	
E형 (7%) (거의 0%) ✕	어느 쪽이든 상관없음	불활성	소량만 마셔도 금방 얼굴이 빨개지고, 기분이 나빠지기 때문에 술을 많이 마실 수 없다. 이 유형의 사람에게 술은 독이다. 정말로 술에 입을 못 대는 사람이라서 알코올 의존증에 걸리지 않는다.	

(출처: 해당 %는 일본의 경우임. 국립병원기구 구리하마 의료센터 橫山顯臨 임상연구부장의 자료;
橫山顯, 《お酒を飲んで,がんになる人,ならない人》, 星和書店, p.136의 표 8-1을 일부 수정)

올 영향 연구〉, 《주간 건강과 질병》14권 29호, 2021] – 편집자주).

얼굴이 빨개지는 사람과 그렇지 않은 사람, 또 술에 강한 사람(A형·B형)과 약한 사람(C형·D형·E형)의 체질 차이와 관련이 있는 것이 효소 활성이다.

알코올 의존증에 쉽게 걸리는 사람과 그렇지 않은 사람

일반적으로 술에 강한 사람과 약한 사람의 차이는 만취에 영향을 주는 아세트알데하이드 분해효소ALDH의 활성으로 이야기되는 경우가 많다. 즉 ALDH의 활성이 높은 A형과 B형은 아세트알데하이드 분해 속도가 빨라 아세트알데하이드가 체내에 잘 쌓이지 않는 사람(술이 센 사람)이다. ALDH의 활성이 낮은 C형과 D형, 불활성인 E형은 아세트알데하이드 분해 속도가 느려 체내에 잘 쌓이는 사람(술이 약한 사람)이라고 구분할 수 있다.

얼굴이 붉어지는 것도 다 분해되지 못하고 남은 아세트알데하이드가 큰 요인이다. 이 독성물질의 작용으로 모세혈관이 확

장되어 얼굴이 붉어지고, 교감신경이 강하게 자극되어 맥박이 빨라지거나 혈압이 올라서 두통, 구역질 등의 불쾌한 증상이 나타난다. 이것이 만취 상태다.

좀 더 정확하게 말하자면 술의 강도에는 ALDH 외에 알코올 분해효소ADH와 많은 양의 알코올을 마셨을 때 조력자로 작용하는 마이크로솜 에탄올 산화효소MEOS도 관련된다. ADH와 MEOS의 활성이 높으면 알코올은 빠르게 아세트알데하이드로 분해된다.

똑같이 술이 약한 유형이라도 C형은 알코올 분해가 느린 체질이라 아세트알데하이드가 생성되기 전까지는 얼굴이 붉어지지 않으므로 겉으로는 술이 세다고 착각하기 쉬운 반면, D형은 알코올의 분해는 빠르고 아세트알데하이드의 분해는 느리다는 차이에서 얼굴에 쉽게 취기가 나타나 언뜻 봐도 술에 약하다는 것을 알 수 있다.

E형은 아세트알데하이드 분해효소ALDH가 매우 약하기 때문에 알코올의 분해가 빠르든 늦든 술을 전혀 마시지 못한다. 소량의 술로도 아주 강하게 불쾌한 반응이 나타난다.

A형과 B형의 경우 모두 아세트알데하이드의 분해는 빠르지만,

A형은 알코올의 분해가 느려서 알코올이 체내에 오래 머물기 때문에 알코올 의존증에 걸리기 가장 쉬운 유형이라고 알려져 있다.

한편 B형은 알코올의 분해도 빨라서 술을 많이 마셔도 숙취가 잘 남지 않아 폭음을 하게 되므로 간에 주는 부담을 고려해서 절도를 지켜야 한다. A형과 B형 중 어느 쪽이든 음주량이 쉽게 늘어나고 알코올 의존증에 걸리기 쉬운 유형이다.

이처럼 자신의 알코올 유형을 파악하려면 알코올의 분해효소와 아세트알데하이드 분해효소 양쪽을 살펴보면 이해하기 쉽다.

술이 강해진다는 것은 무슨 뜻일까?

자신이 술에 약하다고 생각하던 사람이 계속 마시다 보면 잘 마시게 되는 경우가 있다. 이럴 때 흔히 술이 세졌다고 말한다.

"예전과 같은 양을 마셔도 취하지 않는다."

"원래 주량이 반병이었는데, 지금은 한두 병이 아니면 부족해."

많은 양이 아니어도 매일 저녁에 반주를 하는 상태를 '상용량 음주'라고 하는데, 이를 지속하다 보면 잘 마시지 못했던 사람이 잘 마시게 되는 일이 분명 있다.

　이 현상에서 핵심이 되는 말은 '효소유도'다. 앞서 설명한 바와 같이 체내에 들어온 알코올은 '아세트알데하이드 → 아세트산'이라는 과정을 거쳐 최종적으로 물과 이산화탄소로 분해되어 체외로 배출된다. 분해되는 효소의 능력은 유전적으로 정해지는 부분이 크지만, 종종 술을 마시다 보면 분해 능력이 높아지는 효소유도라는 현상이 일어날 수 있다. 이를 통해 이전보다 더 많이 마시게 되는 것이다.

　다만 효소유도가 일어나는 것은 아세트알데하이드를 분해하는 아세트알데하이드 분해효소ALDH가 저활성인 경우에 한하며, 불활성이라면 아무리 열심히 술을 마셔도 활성이 높아지지 않아 술이 강해지는 일은 거의 없다. 다섯 가지 알코올 체질로 보면 ALDH가 저활성인 C형과 D형의 사람은 음주량이 점점 늘어날 가능성이 있다.

　그럼 계속 마시면 활성이 올라가는 C형과 D형이 나중에 알코올 의존증으로 갈 수 있을까? 확률은 낮지만 가능성이 없는 것은 아니다. 본래 아세트알데하이드가 쉽게 쌓이는 술이 약한 사람은 술을 마시면 불쾌한 증상이 나타나 많은 양의 술을 먹지 못하므로 기본적으로 알코올 의존증으로 가기 어렵다. 그러나 조금씩 계속 마시다가 술이 강해지면 알코올 의존증이나 장기 손상이 올 위험도 높아지기 때문에 절대 괜찮다고 할 수 없다.

"예전에는 안 그랬는데 밤만 되면 술 생각이 나."

"저녁에 반주를 하지 않으면 하루를 마무리하는 기분이 안 나."

이런 식으로 음주 욕구가 확실하고 강하게 느껴진다면 고위험 음주자일 가능성도 있으므로 신경 써야 한다.

술을 못 마시는 E형의 사람은 술을 마셔도 효소유도가 일어나지 않기 때문에 알코올 의존증으로 갈 가능성이 거의 없다고 해도 무방하다.

인종에 따라 알코올 의존증으로 갈 가능성이 다른 이유

지금까지 연구를 통해 알코올 체질을 인종의 차이로 보면 황인은 백인이나 흑인보다 아세트알데하이드를 분해하는 아세트알데하이드 분해효소ALDH의 활성이 낮아서 생물학적으로 대주가가 적고, 술이 약해서 알코올 의존증에 잘 걸리지 않는 유전자를 가진 사람이 많다고 알려져 있다.

술에 강한 유형인 A형과 B형의 비율도 인종별로 다를까? 그것에도 명확한 차이가 있다. 백인과 흑인은 대부분 ALDH의 활성이 높은데, 알코올 분해와 관련된 효소(ADH와 MEOS)의 활성은 낮은 A형이 많다. 반면에 황인은 ADH와 MEOS의 활성이 높은 B형이 백인과 흑인보다 압도적으로 많다. 즉 황인 중 술이 강한 사람은 대부분 B형이다.

A형의 경우 알코올이 체내에 오래 머물기 때문에 그만큼 뇌가 오랫동안 고농도의 알코올에 노출된다. 알코올에 노출되는 시간이 긴 만큼 같은 양을 같은 속도로 마셨을 때 A형이 B형보다 알코올 의존증의 위험도 높아지는 것이다.

B형은 알코올과 아세트알데하이드의 분해가 모두 빠르므로 알코올이 장시간 몸에 남아 있지 않기 때문에 상대적으로 A형보다 알코올 의존증에 걸릴 위험이 낮다. 따라서 B형이 많은 황인보다 A형이 많은 백인과 흑인이 알코올 의존증에 걸리기 쉽다. 이 때문에 오히려 아시아에서 알코올 규제가 느슨해지는 원인이 되었다는 것은 앞에서 언급한 대로다.

이것은 국가와 인종에 따라 치료를 받는 경로가 다른 것과도 관계가 있다. 예전에 연수차 미국에 체류했을 때 심각한 건강장애가 없는데도 치료 시설에 들어가서 금주하는 알코올 의존증 환자들의 모습을 보고 매우 신기하다고 느꼈다. 미국인(5% 정도는 황인)은 과도한 음주를 지속하면 장기 손상이 생기기 전에 폭력 등의 문제를 일으키는 경우가 많아서 그것이 결과적으로 알코올 의존증의 조기 치료로 이어진다. 그래서 치료 시설이 병원(메디컬 모델 치료 시설) 중심이 아니라 알코올 의존증 전문 치료 시설(사회적 모델 치료 시설) 중심이며, 사회복지사나 상담사가 주가 되어 치료를 진행한다. 입소자 100명당 의사는 한두 명 정도이고, 아예 없는 시설도 있다.

한국, 일본 등에서는 조기 치료의 기회를 놓쳐 간경변이나 당뇨병 등의 심각한 장기 손상으로 몸이 망가진 뒤에야 치료에 들어가는 사람이 많다. 그러면 금주를 해도 몸 상태가 좋아질 때까지 시간이 필요하고, 쉽게 피로해지며, 당뇨병의 합병증이 생기면 술을 끊어도 인슐린을 계속 사용해야 하기도 한다. 따라서 사회적 모델의 시설에 입소한다고 해도 일단 의료기관에서 치료를 시작하고, 그것이 일단락되어야 한다.

이처럼 장기 손상이 생기기 전에 알코올 의존증에 걸리기 쉬운 것이 서양인이고, 장기 손상이 심각해진 뒤에야 알코올 의존증의 치료에 들어가는 것이 동양인이라는 큰 차이가 있다.

알코올의 높은 의존성은 불법 약물을 능가할 정도

"각성제와 알코올 중 어느 쪽이 해로울까?"

이렇게 묻는다면 뭐라고 답할 것인가?

망설임 없이 '각성제'라고 대답할지 모르겠지만, '높은 의존성'이라는 관점에서 보면, 반드시 그렇지는 않다. 알코올은 합법적인 약물이므로 암페타민(각성제)이나 코카인 등의 불법 약물에 비해 안전하고 유해성이 낮다는 인식이 있지만, 합법이라서 안심할 수 있는 것은 아니다. 이는 각 약물의 의존성을 비교해 보면 알 수 있다.

약물의 의존성은 '약물 자가 투여 장치를 사용한 비율 누진 실험'이라는 방법으로 조사할 수 있다. 이 장치는 약물 의존증에 걸린 실험동물이 레버를 누르면 해당 약물이 투여되는 구조로 되어 있는데, 실험동물은 의존하는 약물을 지나치게 원해서 레버를 계속 누른다.

벵골원숭이로 실험한 결과가 있다. 다음 표를 보면 위쪽 4개가 합법 약물, 아래쪽 3개가 통상적으로 말하는 불법 약물이다(단, 모르핀은 암성 통증 약물이고, 코카인 염산염은 의료용 표면 마취약으로 인가되어 있어 의사의 지시에 따라 사용하는 경우는 합법이다). 실험에서는 처음에 레버를 99번 눌러도 반응이 없다가 100번을 눌렀을 때 약물이 투여되도록 설정했다. 실험동물이 100번을 다 누르면 약물이 투여될 때까지의 횟수를 조금씩 높인다. 약물에 따라 포기하지 않고 레버를 계속 누르는 횟수는 대체로 정해져 있으며, 이 횟수가 많을수록 의존성이 높다고 할 수 있다.

결과는 다음 표와 같으며 각성제가 2,690~4,530번, 코카인이 6,400~1만 2,800번인데 알코올은 1,600~6,400번이다. 이 수치를 비교해 보면 불법과 합법 약물에 큰 차이가 나지 않으며, 합법인 알코올의 의존성도 상당히 강하다고 볼 수 있다(약물 자가투여시험으로 인한 강화 효과 및 중추 작용 검색).

미디어에서 연예인의 불법 약물 투여가 사회적 이슈가 되면

■ 약물의 의존성 비교

합법 약물이 불법 약물보다 의존성이 약하지 않다

	약물 이름	실험동물이 약물을 얻게 될 때까지 레버를 누르는 횟수
합법	생리식염수	0회
	니코틴	800~1600회
	디아제팜(항불안제)	950~3200회
	알코올	1600~6400회
불법	모르핀	1600~6400회
	암페타민(각성제)	2690~4530회
	코카인	6400~12800회

(출처: 柳田知司, <薬物依存—最近の動向(基礎的立場)>, 《現代精神医学大系年間版》, 中山書店, 1989, pp.25-39)

서 코카인 등이 얼마나 나쁘고 무서운 약물인지 알려졌지만, 술은 의존성이 높고 합법이기에 오히려 더 위험하다고 말할 수 있다. 알코올은 '터미널 드러그terminal drug'라고도 한다. '터미널=종착역'이라는 의미처럼 과거에 여러 가지 약물을 사용한 사람이 최종적으로 알코올 중독에 도달하는 경우가 적지 않다.

각성제, 시너, 대마초 등은 불법이고 구입이 제한되지만, 술은 성인이라면 쉽게 구하고 가격도 저렴하다. 불법 약물 투여로 처벌받거나 치료받는 사람은 주로 20~40대의 젊은 층인데, 알코올 의존증 환자의 연령대는 40~60대로 높아지고 있다. 이는 알코올을 사용하기 시작한 뒤 의존성이 생길 때까지의 기간이 불법 약물에 비해 길기도 하지만, 입수하기 쉬운 것도 한 이유다. 입원 치료를 하는 환자 중에도 다양한 불법 약물을 거쳐 알코올에 도달한 병력을 지닌 사람이 많다.

영국에서 사용자의 유해성과 다른 사람에게 주는 유해성이라는 양 측면에서 의존성 약물의 유해성을 비교한 조사가 있다. 조사 결과, 알코올 사용자의 유해성은 헤로인이나 각성제보다 낮지만, 알코올 의존자는 주변 사람을 많이 휘말리게 해서 다른 사람에게 주는 유해성이 매우 높았다. 종합적으로 볼 때 알코올

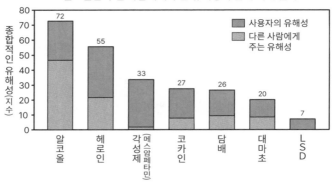

■ 약물의 종합적인 유해성 비교
알코올은 주변 사람에게 주는 유해성이 눈에 띄게 높다

(출처: Drug harms in the UK: a multicriteria decision analysis에서 일부 수정
http://citeseerx.ist.psu.edu/viewdoc/download?doi=10.1.1.690.1283&rep=rep1&type=pdf)

의 유해성이 단연 높다는 결론이 나온다.

임상에서도 금연을 둘러싸고 가정폭력이 일어났다거나 이혼을 했다는 이야기는 듣지 못했지만, 알코올 의존증에 의한 가정폭력과 이혼은 매우 자주 발생한다.

합법 약물이 불법 약물보다 의존성이 약한 것은 아니라는 점, 알코올의 위험성은 불법 약물을 능가할 정도로 높다는 점을 명심하기 바란다.

아침에 일어났을 때
술을 마시고 싶다면 적신호

의존을 한마디로 설명하자면, '문제를 알고 있지만 그만둘 수 없는 상태'다. 공기나 물처럼 살아가는 데 꼭 필요한 것이 아닌데 필수적인 것처럼 되어 계속 취하게 되고, 그 결과 잃는 것이 얻는 것보다 많음에도 손에서 놓을 수 없다. 그 행동을 계속하는 동안 더 원하게 되어 점점 깊숙이 빠져든다. 이것이 의존이다.

약물에만 국한된 것이 아니다. 게임, 도박, 쇼핑 등 우리 주변에는 빠져들 만한 대상이 많다. 무언가에 빠져들고 싶다는 소망은 인간의 뇌에 있는 근원적인 욕구이므로 누구나 중독으로 갈 가능성이 잠재되어 있다. 일반적으로 액셀과 브레이크를 구분해서 제어하는데, 과도해지면 점차 브레이크가 말을 듣지 않게 되고, 결국 고장 난 상태가 되는 것이 알코올 의존증이다.

앞 장에서는 잠재적 알코올 의존증(경계선)과 알코올 의존증 사이에서 일어나는 일을 주변 사례를 통해 소개했는데, 본격적인 의존증으로 진행되면 그 약물 없이는 정상적인 상태를 유지하지 못한다. 알코올의 경우 그 위험 단계에 도달하면 다음 두 가지 변화가 나타난다.

먼저 연속 음주다. 이것은 글자 그대로 온종일 몸에 술기운이 있는 상태로, 음주가 습관이 된 것이다. 수시로 음주 욕구가 일어난다면 이미 의존증이 시작된 것이다.

또 다른 적신호가 금단현상이다. 이는 약물 복용을 중단했을 때 나타나는 증상으로 대표적인 알코올 금단현상은 손 떨림, 식은땀, 심장 두근거림, 불면, 우울, 불안, 환각 등이다. 매일 많은 양의 알코올을 마시면 뇌는 그 상태가 일반적이라고 착각한다.

그래서 알코올이 몸에서 빠져나가면 '항상 있는 게 없네, 왜 그렇지?'라며 패닉을 일으킨다. 뇌는 알코올이 있는 상태로 돌아가려고 해서 음주 욕구가 강해지고, 술을 마시면 안정되므로 점점 멈추지 못한다.

금단현상이 강하게 나타나는 것은 아침에 일어났을 때다. 수면 중에는 술을 마실 수 없으므로 혈중알코올농도가 점점 낮아져 일어났을 때 알코올이 빠져나간 상태가 되기 때문이다.

술을 마시면 그 후 30분~2시간 후 혈중알코올농도는 정점에 오르고, 그때가 지나면 농도가 거의 직선적으로 떨어져 체내에서 소실되기까지 상당한 시간이 걸린다. 개인차는 있겠지만, 남성이 밤 10시에 500ml의 맥주를 3병 마시면 혈중알코올농도는 밤 11~12시 무렵 정점을 찍는다. 소실되기까지는 8.6시간 정도 걸리므로 혈중알코올농도가 제로가 되는 것은 아침 6~7시다. 딱 잠에서 깨어날 무렵에 알코올이 완전히 소실되었기에 금단현상과 함께 음주 욕구가 찾아와 해장술이 생각나게 한다.

여성이라면 시간이 더 걸리겠지만, 마찬가지로 밤 10시에 500ml의 맥주를 3병 마셨다면 소실까지 12시간 정도 걸리므로 혈중알코올농도가 완전히 내려가는 것은 아침 10시 무렵이다.

이렇게 알코올이 완전히 분해되기까지 상당한 시간이 걸리고, 그동안 알코올은 계속 체내에 남는다.

중독을 나타내는 정신적, 신체적 신호를 놓치지 않는다

'의존'은 정신적인 것과 신체적인 것으로 나눌 수 있는데, 일단 정신적 의존이 먼저 진행되고, 곧 신체적으로도 손에서 놓지 못하게 된다.

일반적으로 음주는 대학생이나 사회인이 되어 대외적인 모임에서 마실 기회가 늘어나면서 시작하는데, 좋고 싫음에 관계없이 술을 마시는 사이에 기분이 좋아지고 즐거움이 느껴지면서 점점 빠져들어 간다. 끊을 수 없는 상태까지 진행되는 과정은 각기 다르지만, 강한 업무 스트레스를 해소하기 위해 가성비가 좋은 알코올을 이용하면서 음주량이 늘어나는 일이 흔하다. 여성에게서는 우울이나 섭식장애 등의 정신건강 문제를 스스로 다스리려고 술을 마시다가 중독되는 경우가 많다. 심각한 알코올 의존증인 사람은 정신적인 면에도 문제가 있는 경우가 많다.

불안과 고통을 달래기 위해 술로 뇌를 계속 마취시킨다. 그러는 동안 내성이 생겨서 음주량이 늘어나고, 그로 인해 신체적인 의존도 강해진다. 내성이 생긴다는 것은 뇌로 가는 알코올의 효과가 떨어져서 더 많은 양의 술을 마시지 않으면 전과 같은 효과를 얻지 못하는 것이다.

습관적인 음주가 시작되고 알코올 의존증에 이르기까지 사람에 따라 몇십 년이라는 긴 시간이 걸린다. 그 과정을 관찰해보면 알코올 의존증 초기 단계에서 정신적인 의존을 보이는 분명한 변화가 있다.

알코올 의존증은 일반적으로 다음과 같이 진행된다.

습관적으로 술을 마신다. → 내성이 생겨 음주량이 늘어난다. → 만취해서 전날 밤의 일이 기억나지 않는 블랙아웃 등의 음주 문제가 증가한다.

이 단계는 이미 잠재적 알코올 의존증과 알코올 의존증 초기에 위치한다. 술을 마시고 싶다는 강한 욕구를 자신의 의지로 제어할 수 없는 정신적 의존이 강한 상태이기 때문이다.

〔정신적 의존을 나타내는 신호〕

• 기분 좋게 취하는 정도로는 만족할 수 없다.

• 자신도 모르게 과음한다.

• 술을 마시고 후회한다.

• 불안해서 술을 안 마실 수가 없다.

• 일시적으로 줄였다가도 다시 원래대로 돌아온다.

• 술을 마시고 싶다는 갈망이 있다.

• 술을 마실 때 더 자기답게 행동한다.

• 맨정신으로 있는 것은 재미가 없다.

이는 잠재적 알코올 의존증이나 알코올 의존증 초기에 나타
난다. 이러한 정신적 의존이 강하게 나타나면 신체적인 의존도
강해지고, 그 약물이 없으면 뇌의 활동이 정상적으로 이루어지
지 않는다. 따라서 약물이 떨어지면 심한 금단현상이 나타나고,
때로는 자살을 시도하기도 한다. 알코올 의존증으로 가는 과정
에서는 초기에서 중기에 그 경향이 강해진다.

〔**신체적인 의존을 나타내는 신호**〕

• 술을 마신 후 식은땀, 미열, 오한, 설사가 난다.

• 술을 마시지 않으면 불면, 초조, 불안이 나타난다.

이런 증상까지 나타나면 치료받지 않고 자력으로 제어할 수 없다. 알코올 의존증 중기 이후에는 밤낮을 가리지 않고 술을 마신다(연속 음주). 해장술을 마시고 음주에 따른 문제도 반복해서 발생한다. 술을 마시기 위해 거짓말을 하고, 생활에서 술을 최우선으로 하는 등의 행동이 눈에 띈다.

최종 단계인 알코올 의존증 후기에는 간경화 등의 장기 손상이 진행된다. 식사를 충분히 하지 않고 술만 계속 마시고, 음주 때문에 직장생활이나 일상생활이 곤란해진다. 술 때문에 가족이나 사회에서 신용을 잃기도 하고, 술 때문에 죽을 뻔한 위험까지 겪는 상태가 찾아온다. 알코올성 치매가 나타나기도 한다.

여기까지의 과정이 오랜 시간 동안 천천히 진행되는 것이 알코올 의존증이다.

항상 술을 마시는 사람의 몸은
알코올 분해로 언제나 피폐하다

술 마신 다음 날 아침, 뭐라 할 수 없는 피로와 기분 나쁨을 느꼈다.

'숙취구나….'

이 상태는 술에 약한 사람은 물론 술을 마시는 많은 사람이 경험했을 것이다. 체질상 다음 날 아침까지 알코올이 체내에 남아 있는 A형의 사람은 술에 강하기 때문에 술을 많이 마셔서 다음 날 아침까지 컨디션에 영향을 미친다. 숙취의 대표적인 증상은 피로감, 갈증, 구토, 두통 등인데 숙취가 무엇인지 그 정의는 사실 학술적으로 정확하게 정해져 있지 않다.

술 마신 다음 날 몸이 피곤한 이유는 무엇일까? 주원인은 역시 알코올의 대사산물인 아세트알데하이드 때문이다. 이 물질은 장기 독성이 강해서 체내에 쌓이면 피로감을 느끼게 만든다.

술을 마신 후에 피로하다면 간도 피로한 것이다. 알코올 분해를 주로 담당하는 간은 술을 많이 마실수록 풀가동하면서 과로하게 된다. 게다가 알코올을 분해하는 동안에는 다른 노폐물을 처리할 수 없어서 몸이 점점 피로해진다.

알코올은 이뇨 작용을 강하게 일으키므로 술을 마셨을 때 의식적으로 수분을 섭취하지 않으면 탈수 상태가 되어 혈액순환이 나빠진다. 그러면 피로 물질이 쌓여 영양소를 섭취해도 온몸에 골고루 전달되지 않기 때문에 역시 피로를 느낀다.

이렇듯 음주와 피로는 상당히 밀접한 관계가 있다. 어쩌다 술을 마신다면 피곤해도 이내 회복되지만, 습관적으로 술을 마시면 간이 쉴 틈이 없어져 피로도 만성화된다. 간을 침묵의 장기라고 하듯이 평소에는 묵묵히 내색 없이 일을 처리한다. 매일 과중한 노동이 계속되어 아슬아슬할 때까지 참으면서 불평하지 않는다. 하지만 간의 처리 능력에도 한계가 있다.

장기적으로 술을 계속 마시면 결국 알코올 분해로 한없이 손상을 입은 간은 녹초가 되고, 간에 이상이 있음을 알아차렸을 때는 간경변이 꽤 진행된 경우가 많다. 잠재적 알코올 의존증에서 알코올 의존증 초기에 있는 대다수가 간 기능이나 혈압 수치에 이상이 나타나는데, 평균 음주량이 증가하면 간경변의 위험도 급격히 커진다. 장기 하나가 병들면 그 악영향이 온몸으로 퍼져서 어느새 온갖 병치레로 고생하게 된다.

알고 있지만 그만두지 못하는 것은
도파민의 소행

우리는 왜 적정량을 훌쩍 뛰어넘어서까지 술을 마시는 것일까? 많은 사람이 왜 알코올이라는 약물에 의존하는 것일까? 그것은 뇌로 가는 매력과 보상이 투자 대비 크기 때문이다.

뇌의 구조에서 보면 알코올이 가져오는 보상에 대한 열쇠를 쥐고 있는 것은 도파민이다. 도파민은 의욕, 활기, 행복의 토대가 되는 쾌락 물질이다. 뇌의 활동은 수십 종류의 신경전달물질이 각각의 신경계에서 활성화되어 발생한다. 뇌의 보상회로(뇌의 복측피개 영역에서 측좌핵을 거쳐 전전두엽에 이르는 신경)로 도파민 분비가 증가하면 행복함, 편안함, 의욕 향상 등을 느끼게 되고, 이러한 기분 좋은 감정으로 약물에 대한 정신적 의존이 형성된다.

알코올은 소량이라도 효과적인 보상회로로 도파민의 분비를 촉진한다. 또 세로토닌과 오피오이드라는 신경전달물질의 분비도 늘리기 때문에 불안이나 걱정 등 부정적인 감정을 날려버려서 고통을 잊게 해주기도 한다. 아주 매력적인 약리 효과다. 이런 효과를 저렴한 가격으로 손쉽게 볼 수 있으니 쉽게 빠져들고, 적정량을 훌쩍 넘겨 마시게 된다. 투자 대비 보상이 크다는 것이야말로 알코올의 함정이다.

도파민은 음주했을 때만이 아니라 일상의 다양한 상황에서 분비된다. 즐거운 취미 시간, 맛있는 음식을 먹을 때, 게임에 열중할 때, 연애 감정으로 설렐 때, 또한 성공해 본 경험도 도파민의 중요한 자극제다.

예를 들어 열심히 공부해서 좋은 성적을 받거나 업무에서 좋은 평가를 받아서 크게 기뻐할 때 뇌에 도파민이 넘쳐 나온다. 노력에 따른 보상을 받는 기쁨과 쾌감은 긍정적인 방향으로 작용해서 다음 단계로 나아가게 해준다.

이처럼 성공을 경험하려면 그에 상응하는 시간을 투자해야 하고, 투자한다고 해도 좋은 결과가 나온다는 보장이 없다. 이에 비해 알코올은 언제 어디서든 쉽고 확실하게 기분을 좋게 해준다. 사람은 손쉬운 쪽에 마음을 빼앗기게 되므로, 일이나 공부를 열심히 해서 얻을 수 있는 도파민의 양을 단 몇 분 만에 얻을 수 있으니 무심코 그 유혹에 끌려가는 것이다.

계속 술을 마셔서 도파민의 쾌감에 익숙해지면, 맨정신인 상태에서 '오늘 저녁에는 술집에서 한잔해야지'라고 생각하는 순간 반사적으로 도파민이 우르르 쏟아져 나온다. 아직 근무 중이라고 해도 당장 일을 끝마치고 싶어질 정도로 알코올의 보상적 유혹은 강력하다. 술을 마시면 도파민이 더 분비되어 많은 보상을 얻을 수 있으므로 술잔을 내려놓지 못하고 "한 잔 더!"를 외치다 보면 머지않아 위험 구간에 들어간다.

도파민 부족을 보충하는 대체 방법도 있다

보상회로로 도파민이 적절하게 활성화되는 것이 좋은 상태다. 하지만 그것이 과도해지면 신경에는 독이 된다. 습관적으로 과음을 해서 도파민이 항상 나오는 상태가 지속되면 뇌는 그 영향을 줄이기 위해 신경이 그에 순응하고자 한다.

이것은 동물 실험과 알코올 의존증 환자의 뇌 영상 연구로 밝혀졌는데, 과도한 도파민의 영향을 피하기 위해 도파민의 분비량과 수용체의 밀도가 떨어지는 현상이다. 전문적으로 이 반응을 '다운 레귤레이션down-regulation'이라고 부른다(Esel, E., & Dinc, K., "Neurobiology of alcohol dependence and implications on treatment", Turk Psikiyatri Dergisi, 28(1), 2017, pp.51-60, https://psycnet.apa.org/record/2017-22914-007). 이 상태에서 술을 끊으면 도파민의 활성이 부족해서 금단현상이 일어나는 원인 중 하나가 된다.

이렇게 되면 원래대로 돌아가기가 어렵다. 술을 끊으면 도파민의 분비량과 수용체의 밀도가 증가하기를 기대하지만, 실제로 그렇게 되는지는 밝혀지지 않았다. 임상적으로 우울증 등의 합병증이 나타나지 않는 한, 금주를 시작한 후에 일어나는 의욕 저하와 침울함은 일시적 반응이다. 그 외의 금단현상도 반년 정도만 지나면 완화되어 뇌가 회복되는 것을 느낄 수 있다.

알코올이 아닌 것으로 도파민을 나오게 하는 것도 금주에 효과적이다. 대체 방법으로 자주 사용되는 것에는 설탕(단 것), 커피 등이다.

간혹 담배를 대체재로 선택하는 사람도 있는데 이는 부적절하다. 니코틴이 뇌에 들어가면 도파민이 분비되지만, 오랫동안 금연했던 사람이 다시 시작하면 전보다 흡연량이 늘어나는 경우가 많다. 다른 중독을 부르는 일이다.

두근거리고 조바심이 많은 연애도 도파민을 활성화시키지만, 알코올 의존증까지 진행되었던 사람이 술을 끊으면서 연애를 시작하는 것은 금기사항이다. 대개는 둘이 함께 술을 마셔서 금주 성공은 불가능해진다. 더 격렬한 자극을 원해서 수렁에 빠지는 일도 빈번하다.

알코올이 도파민을 만들어내는 힘은 압도적으로 강하다. 한번 강하게 의존한 사람은 대체품을 찾더라도 없는 것보다는 나은 정도일 뿐, 도파민 부족을 채우기는 생각보다 간단하지 않다. 무엇으로 술을 대신할지 스스로 찾아보고, 잘 안 된다면 전문가의 지도를 받도록 하자.

알코올과 우울증의 밀접한 관계

알코올과 우울증은 깊은 관계가 있다. 알코올 의존증, 알코올 사용장애 병력이 있으면 우울증에 걸릴 위험이 4배 높아지고, 우울증 병력이 있는 사람의 40%는 알코올 의존증이 함께 나타난다는 연구 보고가 있다.

내가 센터장을 맡고 있는 병원에서는 알코올 의존증으로 입원한 환자 10명 중 4명, 즉 40%에서 우울 상태가 나타난다. 3개월의 입원 치료를 하고 술을 끊으면 그중 3명 정도는 회복되어 우울증약도 필요 없어진다.

'우울증이 먼저인가? 알코올이 먼저인가?' 이는 쉽게 판단하기 어렵지만, 술을 끊고 경과를 관찰했을 때 우울증이 회복될 기미가 보이면 음주가 선행한 알코올성 우울증이라는 것을 알 수 있다. 알코올 의존증 환자는 대체로 그런 경우가 눈에 띈다.

반대로 우울증이 발병한 후 알코올 의존증이 진행된 경우에는 스스로 해결하려고 알코올의 약물 효과를 이용하는 사이에 알코올 의존증에 빠지고 만다. 앞서 언급했듯이 술을 마시면 도파민이나 세로토닌 등 신경전달물질이 활성화되어 기분이 맑아지고 의욕적으로 되는 듯하지만, 술을 마시는 잠깐 그런 기분이 들 뿐이다. 술기운이 사라지면 기분이 확 침울해지고 나아가 우울증 상태가 된다.

우울증에 걸린 사람이 술을 끊으면 내면적으로 절망감이 증가하고, 부족한 부분을 채우기 위해 다시 술을 마시게 되면서 악순환에 빠지기 쉽다. 술을 과도하게 마실수록 술에 취했을 때와 술에서 깼을 때의 낙차가 크기 때문에 우울증 환자에게 술은 매우 위험하다.

우울증으로 진료받아 본 사람이라면 술을 절대 마시지 말라는 지도를 받았을 것이다. 항우울제 처방전에도 술과 함께 복용하지 말라고 쓰여 있다. 알코올과 항우울제는 반대 작용을 하기 때문에 동시에 복용하면 비용과 시간만 낭비될 뿐이다. 약물 대사와 알코올 해독에 혹사당한 간의 부담이 커져 손상될 수도 있다.

그런데 알코올과 항우울제를 함께 사용하는 사람, 술 마시는 것을 숨기고 정신건강의학과를 방문하는 환자가 많아서 결과적으로 우울증과 알코올 의존증을 전부 진행시킨다. 우울증 이외의 질환이 알코올 의존증으로 진행되는 사례에는 사회불안장애나 공황장애 등이 있다. 역시 스스로 불안을 해소하는 방법으로 알코올을 이용하는 경우다.

ASD자폐 스펙트럼 장애와 ADHD주의력결핍 과잉행동장애 등의 발달장애도 알코올 의존증으로 진행되기 쉬운 질환이다. 원래 충동 조절에 문제가 있으므로 극단적인 음주 방식이 생기기 쉽고, ASD는 한 가지에 지나치게 집중한 나머지 다른 사람과 충돌해서 스트레스를 진정시키기 위해 알코올을 사용하는 패턴을 흔히 볼 수 있다.

일반 인구 중 알코올 의존증이 있는 사람은 1%이지만, 발달장애가 있는 사람이 알코올 의존증이 되는 것은 10%대이다. 발병할 확률이 높다는 것이 분명해 보인다(Bram Sizoo et. al., "Treatment seeking adults with autism or ADHD and co-morbid Substance Use Disorder: Prevalence, risk factors and functional disability", Drug and Alcohol Dependence, 107(1), 2009, pp.44-50).

술을 마시면 생기는 갖가지 장애

술에 취하면 행동 패턴이 바뀌거나 문제 행동을 보이는 사람도 있다. 뇌는 민감하고 섬세한 장기이므로 알코올에 바로 반응해서 웃거나 우는 술주정을 하거나, 안 좋은 술버릇이 나오거나, 개중에는 인격이 바뀐 것처럼 보이는 사람도 있다.

그 이유는 무엇일까? 흔히 일어나는 사례를 보면서 알코올과 뇌의 관계를 살펴보자.

말이 많아진다, 술버릇이 나빠진다

알코올이 들어가면 맨정신으로는 하기 어려운 말도 술술 나온다. 알코올이 뇌에 들어가면 전두엽의 기능이 억제되기 때문이다. 전두엽은 이성의 중추, 사회 뇌라고도 불리며, 맨정신일 때는 '지금 이 말을 하면 안 되겠지?' '이 화제를 꺼내면 어떻게 생각할까?'라는 식으로 상대의 반응을 상상하면서 언행을 조절한다. 그런데 술을 마시면 전두엽의 억제가 풀려서(탈억제) 무엇이든 터놓고 이야기하게 된다.

그래서 부끄러움이 많고 커뮤니케이션이 서툰 사람, 평소 자주 긴장하거나 상대방의 눈치를 지나치게 살피는 사람이 술의 도움을 빌리려는 경우가 많다. 비즈니스에서 술자리를 자주 마련하는 것도 이러한 뇌의 변화를 이용해서 상대와 마음을 터놓거나 본심을 끌어내고 싶기 때문이다.

하지만 전두엽의 억제가 풀려 속마음을 너무 많이 털어놓아서 인간관계가 나빠질 수도 있다. 평소에 상대에게 품고 있던 원망이나 부정적인 생각을 술기운에 내뱉었다가 나중에 "큰일이네!" 하고 머리를 감싸 쥔 경험이 있다면 알 것이다. 술을 마시고는 자녀에게 심한 말을 하거나 가족에게 공격적인 태도를 보이면 가족 간에 균열이 생길 수도 있다.

술버릇이 나쁜 사람은 평소 주위 환경에 자신을 지나치게 맞추는 과잉 적응 상태인 경우도 많아서 술을 마시고 억제가 풀렸을 때 과한 반응이 나타난다. 지킬 앤드 하이드, 천사와 악마처럼 사람이 확 달라지기도 한다.

술로 마음에 쌓인 것을 발산하는 것을 정신건강을 유지하려는 전략으로 쓸지 모르지만, 문제의 원인이 되는 경우가 훨씬 더 많으므로 조심하자. 맑은 정신으로 이성적이고 솔직한 대화를 나누는 시간을 가지는 편이, 술 먹고 저지른 말실수를 수습하는 것보다 훨씬 더 생산적이지 않을까?

술을 마셨을 때의 기억이 없다

"어제 술자리 참 즐거웠는데, 무슨 말을 했는지 기억이 안 나."

이것도 자주 있는 일인데, 과음하면 뇌의 해마에 일시적인 장애가 발생한다.

해마는 기억과 관련되는 매우 중요한 부위로, 평소 '기억이 들어간다 → 유지된다 → 생각난다'라고 하는 세 가지 연속 작용을 감당한다. 그런데 술을 많이 마시면 기억을 입력하는 시점에서 장애가 일어나 유지를 못 하게 된다. 이것이 바로 '블랙아웃'이라는 현상이다.

'돈을 제대로 냈나?' '택시를 탄 것까지는 기억나는데….'

이렇게 기억이 잘 나지 않는 수준을 넘어서 다음 날 아침까지의 기억이 완전히 날아가 버리는 일이 종종 있다면 주의한다. 만취할 정도로 마셔서 혈중알코올농도가 갑자기 올라가면 일시적으로 상당한 장애가 일어나 해마의 신경세포가 기능을 잃어 기억하는 능력이 뚝 떨어진다. 알코올 의존증의 경계선까지 진행되면 이런 현상이 자주 일어난다.

입원하여 치료를 받는 중증 알코올 의존자를 보면 기억유지 장애가 반년에서 1년이나 계속되어 자신의 방을 착각하거나 직원을 오인하는 일이 자주 생긴다. 퇴원 후 3~4년이 지났을 때 그때의 일을 물으면 "입원 중의 기억이 거의 없습니다"라고 말한다. 금주를 시작한 뒤 반년 정도 지나야 점점 기억의 구조가 정상화되고, 그 이후로 장기 기억을 하게 된다.

같은 말을 반복해서 한다
이것도 기억장애의 한 현상인데, 같은 말을 여러 번 반복하는 것은 자신이 무슨 말을 했는지 기억하지 못하기 때문이다. 또한 전두엽 억제가 풀려서 말하고 싶은 충동을 억제하지 못하는 것도 한 요인이다.

평소 물어보고 싶던 말이거나 맨정신일 때는 '나이 먹고 쓸데없는 소리를 한다고 생각할지도 몰라'라는 마음으로 삼켰던 말을 술 마시고 꺼내기 시작하면 멈추지 못한다.

걸음걸이가 비틀거리며 불안하다

술에 취해서 비틀거리는 걸음걸이가 나타나면 한눈에 취했음을 알 수 있다. 전문 용어로는 '실조성 보행'이라고 하며, 소뇌에 일시적인 장애가 일어나는 것이 원인이다.

평상시 거의 의식하지 않지만 보행과 같은 일상의 다양한 동작을 수행하는 것은 소뇌가 원활히 작용하기 때문이다. 술을 마셔서 소뇌의 기능이 억제되면 당연하게 해왔던 보행 동작이 원활히 되지 않는다. 주의도 산만해지므로 균형을 잃고 넘어지면서 부상을 입을 위험도 커진다.

알코올을 마시지 않아도 실조성 보행이 보인다면 소뇌가 위축된 경우가 상당수다. 손과 발 등의 필요한 부위를 동시에 움직여 하나의 동작을 하는 일을 '협동운동'이라고 하는데, 소뇌의 장애가 진행되면 술을 마시지 않아도 협동운동이 어려워진다. 그러면 좌우 손가락을 붙이는 간단한 동작도 제대로 하지 못하는 등 일상생활이 여러모로 불편해진다.

요실금이 생긴다

고령의 알코올 의존증 환자에게는 넘어짐, 요실금, 건망증이라는 세 가지 문제가 주로 나타난다. 넘어짐과 건망증에 대해서는 앞에서 설명했는데, 고령이 되면 거기에 더해 허리와 다리의 근육이 쇠약해지고 치매라는 요소가 추가된다.

알코올에는 강한 이뇨 작용이 있어서 술을 마시면 그 이상의 양이 소변으로 나온다. 나이가 들면 밤에 화장실에 가는 횟수가 증가하는데, 방광 벽의 유연성이 떨어져 모을 수 있는 소변의 양이 줄어들기 때문이다. 요의를 느끼고 화장실에 가도록 반응을 보내는 대뇌의 작용도 나이를 먹을수록 약해지기 때문에 요실금이 생길 수 있다.

하루라도 빨리 술을 끊는 것이 바람직하다

이렇게 음주량이 증가하면 뇌의 기능이 떨어져 말이 많아지고, 한 말을 잊어버리고, 운동 기능이 떨어지는 등의 문제가 증가한다. 알코올이 체내에 계속 들어갈수록 노화는 가속화되고 온몸의 장기는 손상된다. 게다가 알코올 때문에 생긴 장기 손상은 회복되지 않는 경우도 있다. 일정한 선을 넘어 계속 술을 마시다 간이나 췌장이 손상되면, 이후에 술을 끊더라도 원래의 건강 상태로 돌아가지 못한다.

대처는 빠를수록 좋다. 알코올 의존증도 조기에 발견해서 조기에 치료하는 것이 최선이다. 몸에 악영향을 끼치기 전에 대책을 세우면 노화를 억제하고 장기 손상을 피해서 건강한 몸을 오래 유지할 수 있다. 알코올 의존증이 되기 훨씬 전에 대처하면 지도를 받아 금주할 수 있다.

조기에 대처하려면 어떻게 해야 할까? 가능한 한 이른 시기부터 교육이 필수다. 스무 살이 되기 전에 술이 몸에 끼치는 악영향과 음주에 대한 올바른 지식을 얻으면 성인이 되고 나서 술을 대하는 태도를 바로잡을 수 있다. 술을 마시지 않은 단계에서 건강 교육을 시작하는 것이 이상적이다.

음주 대책을 고민하는 시기에 대한 남녀 차이는 없지만, 앞으로 임신을 생각하는 여성은 각별한 주의가 필요하다. 태아에게 알코올의 영향이 가장 크게 미치는 시기는 임신 초기인 3개월로, 임신 사실을 알기 전까지가 가장 위험이 크다. 임신 중의 음주는 태아에게 악영향을 미쳐 '태아 알코올 증후군'이라는 장애로 기형이 발생할 수 있다.

따라서 임신을 생각하는 여성의 경우, 바로 술을 끊기 바란다. 물론 임산부가 술을 마시면 안 된다는 것은 말할 필요도 없다.

육아 중에 마시는 술에도 주의가 필요하다. 익숙하지 않은 육아에 대한 스트레스를 음주로 해결하려다 방임 등의 아동학대로 이어지는 사례가 실제로 존재한다. 그렇게 학대를 받은 아이가 자라 자기 자녀에게 똑같이 행동할 가능성도 크다.

임신 중에 감기약을 먹는 것은 신경 써도 알코올은 무심코 한두 잔 하는 사람이 많다. 술의 폐해에 대한 올바른 지식부터 먼저 알아두자. 알코올이 엄연한 약물임을 이해하면 태아에게 미치는 영향에도 관심을 기울이고 대비할 수 있다.

CHAPTER 4

인생이 확 변한다!
술을 끊으면 얻는
일곱 가지 이점

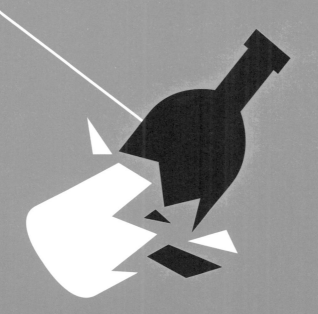

술을 끊기 전에 다면적으로
장단점을 살펴보자

약물이든 도박이든 무언가에 빠져 있을 때는 의존하는 대상의 이점에만 초점이 맞춰진다. 알코올이라면 마셨을 때의 쾌감이나 흥분 같은 보상으로 의식이 쏠리고, 그 유해성이나 부작용 같은 단점은 의식하지 못한다. 모든 일에는 이점과 단점이 공존하기에 선택을 잘하려면 양면을 볼 필요가 있다.

물건을 살 때 "A 상품을 살까? B 상품을 살까?"라고 망설이면 두 상품의 장점과 궁금한 점을 비교 검토해 보고 A의 장점이 완벽하다고 할 정도로 뛰어나면 망설이지 않고 그쪽을 선택할 것이다. 알코올 섭취도 마찬가지다.

① 술을 마실 때의 이점

② 술을 마실 때의 단점

③ 술을 끊을 때의 이점

④ 술을 끊을 때의 단점

이런 네 가지 측면에서 관찰하면 지금까지 알아차리지 못했거나 외면하던 사항을 알 수 있으므로 기존의 생각을 바꾸는 계기가 된다.

술을 자주 마시는 사람은 평소 '① 술을 마실 때의 이점'에 시점이 치우쳐 있고, 때로는 술을 끊지 않는(못하는) 변명으로 '④ 술을 끊을 때의 단점'에 초점을 맞출 것이다. 그래서 이번에는 음주자가 평소 별로 눈길을 주지 않는 '② 술을 마실 때의 단점'과 '③ 술을 끊을 때의 이점'에 초점을 맞춰 보겠다.

임상에서 약물을 사용할 때는 이점(효과)과 단점(부작용)의 양면을 검토해서 사용 여부를 결정하는데, 술이라는 약물도 마찬가지다. 반대 방향에서도 살펴보아야 위험성을 억제하고 사용하는 방법에 대해 바르게 생각할 수 있다.

술을 보는 관점을 바꾸는 이 방법은 금주 치료에도 이용된다.

간단한 인지 행동 요법인데, 술을 계속 마실 때의 이점과 단점, 술을 끊을 때의 이점과 단점을 일단 전부 한 테이블에 올리고, 네 가지 측면에서 평등하게 관찰해 본다.

대화와 기록(문자로 쓰기)을 통해 구체적으로 검토하고 이점과 단점을 비교하면서 '그럼 앞으로 어떻게 하고 싶은가?'를 생각한다. 기록할 때는 2×2로 이루어진 4칸의 공란을 채우는 간단한 '결단 분석표'라는 용지를 사용한다. 생각나는 대로 각 칸을 채우기만 하면 된다.

자신이 생각하는 이점과 단점을 문자로 써 보면 입으로 말하는 것보다 머릿속에 강하게 각인되어 지금까지 간과하던 바를 깨달을 수도 있다. 사람에게는 본래 '건강해지고 싶다, 행복해지고 싶다'는 본능이 있어서 자신이 더 건강해지는 쪽, 행복해지는 쪽으로 마음이 움직인다.

기록하고 관찰한 결과, 술을 마시지 않을 때의 이점이 술을 마실 때의 이점보다 뛰어나서 안 마시는 게 더 건강하다는 생각이 들면 술을 줄이거나 끊는 방향으로 흐름을 만들 수 있다. 그러면 바로 구체적인 목표를 향해 금주를 시작하는 단계로 간다.

기입 예를 참고해서 당신도 꼭 시도해 보기 바란다.

■ 술을 마실 때의 이점과 단점 알아보기

	이점	단점
현재의 음주 습관을 이어간다면		
술을 끊는다면		

(예 시)

	이점	단점
현재의 음주 습관을 이어간다면	스트레스 해소, 술자리에서 친구와 즐거운 시간을 보낸다	건강을 해친다, 비용이 든다
술을 끊는다면	건강해진다, 살이 빠진다, 아침에 상쾌하게 일어난다	시간이 남는다, 즐거움이 줄어든다

술을 마실 때의 단점은 지금까지 설명한 바와 같으므로 이제 술을 마시지 않을 때의 이점을 일곱 가지로 살펴보겠다. '아, 그런 이점이 있었구나'라는 생각이 들면 즉시 활용하자.

술을 끊을 때의 이점 1
잠을 푹 잘 수 있다

"아침에 일어날 때 상쾌해요."

"잠에서 깰 때 찌뿌둥하거나 멍했는데 이제는 몸이 가벼워요."

"자다가 화장실 가느라 깨는 일이 없어서 푹 자니 낮에 졸리지 않네요."

금주에 성공한 체험자들은 이런 신체 변화를 많이 이야기한다. 수면의 질이 향상되는 것은 단시간에 알 수 있는 술을 끊을 때의 이점이다.

술을 마실 때의 단점이라는 측면에서 보면 과음하는 사람에게는 대부분 불면 문제가 생긴다. 술을 많이 마셨을 때 기절하듯이 곯아떨어지거나, 잠들기가 힘들 때 수면제 대신 술을 마셨더니 금세 잠들었던 적이 있을 것이다. 알코올에는 진정 작용이 있어서 술을 마시면 잠이 잘 온다. 그러나 취한 상태에서 자면 수면의 질이 좋지 않다. 더구나 연일 술을 마시면 일주일 정도만에 내성이 생겨서 깊이 잠들기가 더욱 어려워진다. 자기 전에 술 마시는 습관이 생기면 수면의 질은 점점 더 떨어지고 내성이 생기면 더 많은 양의 알코올에 의존하는 악순환에 빠진다. 그래도 잠이 오지 않아서 알코올과 수면제를 함께 먹는 사람도 있다.

음주했을 때 수면의 질이 나빠지는 이유는 뇌가 흥분하기 때문이다. 알코올이 체내에서 분해될 때 유해성이 높은 아세트알데하이드가 발생한다고 설명했는데, 이는 교감신경을 강하게 자극하므로 술을 마시면 뇌가 흥분해서 수면 중에도 각성하기 쉽다.

음주로 인한 이뇨작용도 수면의 질이 나빠지는 원인이다. 알코올은 항이뇨 호르몬의 분비를 억제하기 때문에 술을 마시면 화장실에 가는 횟수가 늘어나고 그때마다 잠을 설치게 된다. 술에 취한 채 쓰러지듯이 잠들 때는 괜찮을 것 같지만 화장실 때문에 일어나는 횟수가 증가하고, 심지어 엉망으로 취해서 구토까지 하게 되면 수면의 질은 더욱 떨어질 것이다.

술을 마시지 않을 때의 이점은 상쾌한 아침으로 알 수 있다

음주는 숙면에 큰 방해가 되기 때문에 술을 끊고 숙면하게 되면 가장 먼저 잠에서 깨어날 때 상쾌함을 느낄 수 있다. 금주하기로 결심했다면 먼저 아침의 컨디션 변화를 관찰하고 기록하기를 권장한다. 술을 마시지 않았을 때의 효과를 몸으로 느끼면 그것이 금주를 지속하는 동기부여가 되기 때문이다.

오래도록 수면제를 복용하던 사람이 금주한 지 일주일 만에 약을 끊은 경우도 있다(다만 이는 개인차가 커서 알코올 의존증의 금단현상으로 불면이 온 경우에는 금주 후 수면이 개선되기까지 몇 년의 시간이 필요할 수도 있다). 알코올 의존증 환자가 술을 끊으면 금단현상으로 불면증이 심해질 수 있으므로 급성기 금단현상 치료에서는 수면제를 적극적으로 처방한다. 수면제 중에는 습관성이나 의존성이 강한 약이 있어 무작정 먹는 것은 절대 추천하지 않지만, 의사의 지시에 따라 경과를 지켜보면서 의존성이 낮은 약을 올바르게 복용하면 술을 마실 때보다 수면의 질을 회복하는 데 도움이 된다.

수면제를 처방하면 약물 의존이 걱정이라며 싫어하는 사람도 있지만, 사실 알코올이라는 약물에 완전히 의존하고 있었다는 모순을 먼저 알아차리는 것이 중요하다. 또한 아침에 눈을 뜰 때 느끼는 상쾌함은 금주를 지속하게 하는 동기부여가 된다.

참고로 나이를 먹을수록 수면의 질이 떨어지거나 아침 일찍 눈을 뜨는 것은 뇌 시스템의 기능이 떨어지기 때문이며, 음주와는 전혀 다른 문제다. 뇌에는 수면 중추와 각성 중추가 있어서 양쪽이 전환하면서 밤에는 자고, 낮에는 일어나 활동하는 리듬이 생긴다.

그런데 나이가 들면 수면 중추와 각성 중추가 모두 쇠퇴해서 제대로 전환되지 않기 때문에 수면의 질이 떨어진다. 이때 잠을 자기 위해 음주를 시작하면 고령이 되어 알코올 의존증에 걸릴 위험이 커지므로 주의한다.

술을 끊을 때의 이점 2
저녁 식사의 양과 체중이 줄어든다

"매일 저녁에 반주를 했더니 몇 개월 만에 5kg이 불어났어요. 몸이 점점 무거워져요."

"술을 끊자마자 순식간에 살이 빠지고 건강검진 수치도 눈에 띄게 좋아졌어요!"

주변에서 이런 극과 극의 변화를 자주 듣는다. 이렇게 습관적으로 과음하는 사람과 술을 끊은 사람은 체중과 체형에 흥미로울 정도로 차이가 나타난다. 그 까닭은 음주 시의 섭취 칼로리만 대충 계산해도 금방 알 수 있다. 하루 소비 칼로리가 1,800kcal인 경우, 60g의 알코올은 420kcal이므로 알코올 외에 섭취하는 식생활 칼로리는 1,380kcal뿐이어야 한다. 이 칼로리로 필요한 영양을 섭취하기는 거의 불가능하다.

더구나 술안주는 주로 지방과 단백질이 많은 식재료여서, "술만 마시는 건 몸에 해롭지"라며 안주를 먹다 보면 아무래도 칼로리가 지나치게 높아진다. 게다가 알코올이 몸에 들어오면 미각이 둔해지므로 담백한 맛보다는 맛이 진하고 자극적인 음식이 먹고 싶어진다. 술을 마시면서 감자튀김이나 치킨 같은 음식을 집어 먹다 보면 어느새 섭취하는 칼로리가 확 늘어난다.

심지어 술자리의 마무리를 라면으로 하는 사람도 많다. 탄수화물을 먹지 않으면 끝난 것 같지 않다며 자극적인 라면을 먹으면 저녁에만 2,000kcal를 섭취하게 된다. 그러면 당연히 살이 찌고, 이런 모습이 습관화되면 생활습관병의 위험이 커진다.

과음을 하면서 균형 잡힌 식생활을 유지한다는 것은 지극히 어려운 일이다. 술을 마시면 살이 찌고 건강에 좋지 않다는 것은 누구나 인정할 술의 단점이다.

금주 다이어트의 효과로 외모가 젊어진다

술을 끊으면 이와 반대되는 흐름을 만들 수 있다. 술을 마시지 않으면 술안주를 먹지 않게 되고, 라면과 같은 탄수화물로 마무리하는 일도 줄어서 섭취량과 칼로리를 크게 줄일 수 있다. 그러면 살이 빠지면서 몸이 가벼워지고, 간에도 지방이 잘 붙지 않는 등 체형과 컨디션 모두 좋은 방향으로 개선된다. 또한 술을 마시지 않으면 적당한 칼로리로 균형 잡힌 식생활을 선택할 수 있고, 군살이 빠지면 젊고 깔끔해 보인다는 장점이 있다.

금주를 통해 효율적으로 다이어트를 하려면 정기적인 체중 측정도 필요하다. 목욕 후와 아침에 일어났을 때 등 시간을 정해 습관적으로 측정하면 일상의 변화를 수치로 알 수 있다. 조금이라도 감량한 것을 눈으로 확인한다면 자극이 될 것이다.

과음하던 사람이 술을 끊고 살을 10kg이나 20kg 빼는 일은 드물지 않다. 신문기자인 내 지인은 특종을 위해 심야 취재가 잦은 부서에 배치되었는데, 자정 무렵에 술을 마시거나 고칼로리 식사를 하는 일이 많아지자 1년 사이에 체중이 무려 20kg이나 늘었다. 건강관리에 소홀했던 결과 건강검진에서 고지혈증과 지방간 진단을 받았다.

그 이후 규칙적으로 식사할 수 있는 부서로 이동했고 음주를 삼갔더니 순식간에 살이 빠져서 3년 만에 원래의 체형으로 돌아갔고, 고지혈증과 지방간도 없어졌다고 한다. 음주의 위험과 금주의 장점을 잘 보여 주는 일화다.

술을 끊을 때의 이점 3
피부 상태가 좋아진다

피부가 젊어지는 것도 금주의 큰 이점이다. 술을 끊는 것은 그 자체로 상당히 효과적인 안티에이징이라고 할 수 있다. 술을 마실 때와 술을 끊은 후의 차이는 역시 과음하던 사람일수록 현저히 나타나는데, 알코올 의존증 치료로 금주를 한 뒤 피부가 젊어지는 모습은 눈에 확 띨 정도다.

내가 근무하는 병원은 중증의 알코올 의존증인 사람이 치료를 위해 3개월 동안 입원하는 시스템인데, 입원 초기에는 대부분의 환자에게서 피부 트러블이 눈에 띈다. 그런데 입원 중에는 술을 끊는 일에만 신경 쓰기 때문에 여성들은 미용에 관심이 없어져 화장품에 신경 쓰지 않는데도 금주를 시작하면 피부 상태가 눈에 띄게 좋아진다. 회진 시에 "○○씨, 얼굴이 더 화사해졌네요"라고 자주 말하게 되고, 그때마다 상대는 기분 좋은 반응을 보인다. 변화의 속도에는 개인차가 있지만, 술을 끊은 지 3개월이 지나 퇴원할 때는 놀랄 정도로 피부에서 윤이 나는 환자도 있다.

술을 끊으면 왜 피부 상태가 좋아질까? 술을 마실 때의 단점이라는 측면에서 설명해 보겠다.

활성 산소는 장기와 피부에 염증을 일으킨다

알코올을 분해하는 효소가 가장 많은 곳은 간이지만, 다른 장기와 근육, 피부에도 있다. 혈액을 타고 온몸에 침투한 알코올은 가는 곳마다 대사되며, 이때 발생한 아세트알데하이드와 활성산소가 염증을 일으키고 노화를 앞당긴다.

장기 중에서 그 영향을 가장 잘 받는 곳이 간과 췌장이다. 장기가 손상되기 시작하면 온몸의 컨디션이 악화되고, 피부 노화에도 박차가 가해진다. 안티에이징의 핵심 중 하나는 '어떻게 체내에서 활성산소를 발생시키지 않는가?'이다. 음주는 그것을 거스르는 행위라서 스스로 노화를 촉진하는 셈이다.

활성산소를 막는 항산화 작용에는 비타민C가 효과적이므로 금주했을 때는 의식해서 비타민C를 섭취하면 피부 미용에 더욱 도움이 될 것이다.

이뇨 작용과 비타민B군의 부족으로 피부가 푸석푸석해진다

알코올이 몸에 들어가면 이뇨 작용으로 수분이 점점 빠져나가고, 피부도 수분 부족으로 거칠어지면서 피부 트러블이 쉽게 생긴다.

또한 비타민B군은 피부 상태를 조절하는 데 필수적인 영양소인데, 술을 마시면 알코올 분해를 위해 비타민B군이 많이 소비되어 피부 관리가 원활하지 않게 된다. 또한 다 분해되지 못한 지방이나 남은 지방질이 여드름을 만들기 때문에 겉보기에 더 거칠어진다.

수면 장애도 피부 트러블을 만드는 범인

음주의 영향으로 수면의 질이 떨어지면 피로가 풀리지 않기 때문에 피부에도 피로가 나타난다. 이것이 술을 계속 마실수록 피부가 늙어가는 주요 원인이다.

술을 마시면 금세 피부가 거칠어지는 사람과 영향이 미미한 사람이 있고, 술을 끊으면 금세 피부가 깨끗해지는 사람과 천천히 바뀌어 가는 사람이 있다. 이렇게 사람마다 각각 다르지만, 술을 끊으면 피부 건강에 도움이 되는 것은 사실이다.

술을 끊을 때의 이점 4
지출이 줄어든다

술을 끊으면 당연히 지출은 줄어든다. 어느 정도 줄어들까? 먼저 고위험군이 아닌 일반인의 음주 습관을 기준으로 대략 계산해 보면 다음과 같다.

한 번에 맥주 500ml 2병(순알코올 40g)

→ 300엔×2병=600엔(한화 약 6,000원)

이것을 260일(주 5일) 마시면
→ 600엔×260일=15.6만 엔(1년간, 한화 약 156만 원)

50년 동안 계속 마시면
→ 15.6만 엔×50년간=780만 엔(한화 약 7,800만 원)

위험이 낮은 음주자에게도 비용을 시각화하는 것이 효과적이다. 단점을 생생하게 느끼면 음주를 컨트롤하기 쉬워지기 때문이다.

말할 필요도 없지만 음주량이 증가해서 알코올 의존증의 위험도가 높은 사람일수록 지출이 점점 늘어가므로 시각화를 활용하면 큰 효과를 볼 수 있다.

나는 담당 환자를 교육할 때 지금까지 술 때문에 지출을 얼마나 했는지 계산하게 한다. 자신이 쓴 액수를 시각화해서 보게 되면 "집 한 채를 술로 마신 셈이네요"라며 머리를 감싸 쥐는 사람도 있다. 과다 음주자 중에는 50년의 총합계가 몇천만 엔에서

1억 엔(10억 원)을 넘는 사람도 있다.

그 정도의 금액을 도대체 어디에서 가져다가 쓰는지 궁금할 정도다. 그런데 실제로 술의 유혹을 이기지 못하는 사람은 다른 지출을 줄여서라도 술을 마시고, 심한 알코올 의존증 환자는 카드 대출까지 받는 등 가능한 방법을 총동원해서 술을 구매한다. 요즘에는 도수는 높고 가격은 저렴한 술도 시중에 많아서 비용을 줄이겠다고 그런 것을 선택한다 해도, 오히려 몸이 상해서 막대한 의료비가 더해지는 것을 감안하면 결코 절약이 아니다. 돈도 돈이지만 술 마시는 데 쓴 시간, 술이 깨는 데 쓴 시간을 생각하면 투자에 비해 얻은 게 없다는 것을 알 수 있다.

반대로 생각해서 술을 마시지 않으면 그만큼의 돈과 시간이 절약된다. 생활습관병에 걸려서 지출하는 의료비도 줄어들고, 확실히 건강도 챙길 수 있으므로 이점이 아주 많다.

술 마실 돈을 저축하는 방법을 이용하면 금주와 절약을 쉽게 지속할 수 있다. 하루 500엔(약 5,000원)을 저축하면 1년 후, 3년 후, 10년 후에 얼마나 되는지 생각해 보고 그렇게 모은 돈을 어떻게 쓸지 목표를 정하면 금주에 탄력이 붙을 것이다.

생활습관병이나 암에 걸릴 위험이 낮아진다

2장에서도 설명했지만, 음주는 만병의 근원이며 건강에 좋은 점이 하나도 없다. 이것이 바로 음주의 가장 큰 단점이다. 그러니 술을 끊으면 '만병을 멀리한다'는 가장 큰 이점으로 역전할 수 있다.

음주는 모든 질병의 발단이 되지만, 여기에서 주목하고 싶은 것이 음주와 암의 밀접한 관계다. 알코올 대사물질인 아세트알데하이드는 세포의 DNA를 손상시키는 강한 발암성을 보인다. 따라서 음주량이 증가하면 온몸에 암이 발생할 확률이 높아지는데, 특히 주의해야 할 것이 식도암이다.

지금까지의 식도암과 음주의 관계를 연구한 바에 따르면, 앞에서 다룬 〈다섯 가지 알코올 체질〉로 보았을 때 아세트알데하이드를 분해하는 효소의 작용이 약한 C형과 D형이 지속적으로 술을 마시면 암 발생률이 더욱 올라간다.

흡연도 식도암의 위험을 높이는 요인이므로 흡연+음주는 식도암의 발병을 촉진하는 최악의 조합이다. C형으로 음주량이

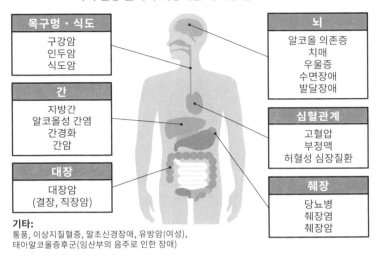

■ 과도한 음주가 초래하는 대표적인 질환
여러 건강 문제의 배경에는 과도한 음주가 있다.

목구멍・식도
구강암
인두암
식도암

간
지방간
알코올성 간염
간경화
간암

대장
대장암
(결장, 직장암)

뇌
알코올 의존증
치매
우울증
수면장애
발달장애

심혈관계
고혈압
부정맥
허혈성 심장질환

췌장
당뇨병
췌장염
췌장암

기타:
통풍, 이상지질혈증, 말초신경장애, 유방암(여성),
태아알코올증후군(임산부의 음주로 인한 장애)

많고, 심지어 흡연 습관도 있는 사람은 B형으로 비흡연자이고, 술을 적게 마시는 사람과 비교했을 때 병에 걸릴 위험이 무려 189.3배나 높다고 보고 있다. 차원이 다른 단점이다. 식도암은 조기에 발견하면(점막근판에 도달하지 않은 정도) 내시경 수술만으로 끝나는 경우도 있지만, 어느 정도 이상 진행되면 큰 수술을 받아야 하고 이후 생활에도 상당한 불편이 발생한다.

어떤 종류의 암이든, 암이 발병하지 않는 확실한 대책은 금주와 금연이다. 이 두 가지를 실천하면 지금부터라도 암의 발병 위험을 낮출 수 있다.

그리고 또 하나 알아둘 것이 음주와 순환기 계통 질환의 관계다. 알코올은 탈수 증상을 가져오는데, 몸에 수분량이 줄어들면 혈액의 점성이 올라가고, 그로 인해 동맥에 핏덩어리가 생기면 혈관이 여기저기 막힐 수 있다. 게다가 뇌경색, 심근경색, 정맥 혈전이 폐로 들어가는 폐경색의 위험도 증가한다. 급성으로 오면 생명이 위태로워지고, 마비 등의 후유증이 남을 수도 있으므로 주의가 필요하다.

술을 장기적으로 과도하게 마실수록 부작용도 점점 심해진다. 술을 마시지 않으면 악순환을 멈출 수 있고, 식도암을 비롯한 모든 생활습관병의 위험을 낮추고 건강 수명을 연장시킬 수 있다.

술을 끊을 때의 이점 6
사고가 맑아진다

"아침부터 머리가 맑아서 일할 의욕이 샘솟아."

"아침에 상쾌하게 일어나니까 뭐든 해낼 수 있을 것 같아."

술을 끊은 많은 사람이 이런 이점을 실감한다. 술을 마시지 않은 다음 날 아침은 알코올의 분해 때문에 몸이 피폐해지는 일도 없고, 술 마신 것을 후회할 일도 없으며, 수면의 질도 올라가기 때문에 상쾌하게 눈이 떠진다.

아침에 일어났을 때부터 활기찬 상태로 일터에 가면 작업 효율이 오르고, 집중력도 좋아져서 일을 제대로 처리할 수 있다. 기분 좋게 사람들과 소통할 수 있고, 밥맛도 좋아지는 등 부가적인 이점도 놓칠 수 없다.

예술 계통의 사람들은 술이 들어가면 창작 아이디어가 솟는다고 생각하기도 한다. 적당히 알코올이 들어가 취한 상태가 되면 이성을 관장하는 전두엽의 작용이 억제되어 평소 나오지 않는 기발한 발상이 번뜩일 때도 있다. 다만 이 작용에 지나치게 기대를 걸면 음주량은 점점 증가할 우려가 있다.

해당 직업을 가지고 오랫동안 안정된 창작 활동을 하려면 술을 마시지 않을 방법을 찾아야 한다. '술을 마시지 않으면 창작 활동에 지장이 생겨'가 아니라 '술로 창작 활동에 지장을 주면 안 돼, 술이 없어도 창의력을 높이려면 어떻게 해야 하지?'라고 생각하는 것이다. 그러면 예전보다 훨씬 더 효과적인 방법을 찾을 수 있을지도 모른다. 머리를 맑게 깨우는 자기만의 방법을 찾아보자.

술을 끊을 때의 이점 7
여유가 생긴다

누구나 하고 싶은 일에 우선순위가 있다고 생각하는데, 우선순위의 상위에 음주가 있으면 그것 때문에 많은 시간을 허비하게 된다. 술을 마시지 않는 삶을 선택하면 그만큼의 시간이 자기 것이 된다.

"술을 끊으니 시간에 쫓기지 않아서 생활에 여유가 생겼어요."

이것은 음주 문제로 병원을 찾은 경증 환자에게 자주 듣는 이야기다. 건강진단에서 나온 수치가 마음에 걸려 억지로 술을 끊었다고 해도 일단 해 보면 의외로 많은 이점이 따라온다는 것을 알게 된다.

술자리나 저녁 반주에 들이는 시간이 줄어들면 평일에는 업무와 술 마시는 것만이 전부였던 일상이 바뀐다. 그렇게 생긴 여유

시간을 다양한 곳에 쓸 수 있다. 운동, 취미, 어학 공부, 업무와 관련된 전문적인 공부, 가족과의 활동 등 선택지는 무궁무진하다. 창의적인 일에 사용하면 앞으로의 인생이 더욱 풍성해질 것이다.

요즘에는 재택근무 증가의 영향도 있어서, 당연히 써야 한다고 생각했던 시간이 사실 시간의 쓰임새에 따라 절약할 수도 있음을 깨달은 사람이 많을 것이다. 사실은 불필요했던 것, 건강을 해치는 것이 급속히 도태되는 방향으로 세상은 움직이고 있다.

마음이 내키지 않은 채로 하던 일은 깔끔히 도려내고, 선택한 일에 집중해 시간도 마음도 투자하는 식으로 발상을 완전히 바꾸어 능동적으로 움직여 보자. 스마트한 삶의 일환으로 술을 마시지 않는 인생을 택해 보는 것은 어떨까?

신체상으로 금주의 단점은 전혀 없고 음주의 이점 역시 전혀 없다

음주에 건강상 이점이 없다는 것은 이미 설명했다. 의학 데이터로 봐도 술을 마시기보다 마시지 않는 편이 몸에 좋다는 것은 명백하다. 알코올에는 의존성과 내성이 있으므로 현시점에서 건강장애가 나타나지 않았다고 해도 술 마시는 습관을 유지하는 한 점차 양이 증가해서 건강장애가 발생할 위험이 커진다.

"하지만 90세까지 계속 술을 마시고도 건강한 사람도 있는데요?"

이렇게 술 마시는 핑계가 될 만한 화제를 언급하는 사람도 있지만, 흔한 일이 아니므로 미디어에 등장하는 것이지 일반적인 사례는 아니다.

사람의 체질은 100명이 있으면 100명이 다 다를 정도로 알코올에 의존하는 정도, 내성이 생기는 방식, 악영향이 나타날 때까지 걸리는 시간 등이 전부 다르다. 체질적으로 건강을 유지하는 능력이나 질병에서 회복하는 힘이 강한 사람은 다소의 폐해가 있어도 튼튼한 몸으로 위험을 잘 조절하면서 알코올과 함께 갈 수 있을 것이다. 그러나 그것은 아주 특별한 경우다.

위험성이 없는 음주량은 제로라는 사실은 누구에게나 마찬가지다. 그것을 알고 앞에서 금주 노트에 쓴 이점과 단점, 현재의 건강 상태를 고려해서 금주의 삶에 대해 생각해 보자.

다음 장에서는 지금 바로 시작할 수 있는 금주 방법을 다양한 각도에서 소개해 보겠다.

CHAPTER 5

습관이 되는 구조만 만들면 금주는 어렵지 않다

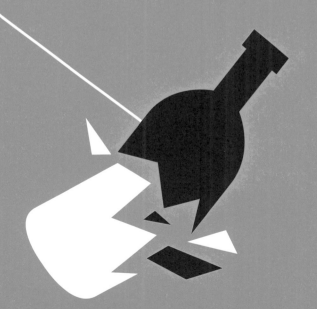

사전에 꼭 해 두어야 할 일

이제부터 드디어 금주를 실천해 보자. 이번 기회에 깨끗이 술을 끊겠다는 개개인의 목적을 달성할 수 있도록 구체적인 방안을 함께 생각해 보자.

술을 끊는 것과 술을 줄이는 것은 전혀 별개라고 생각하는 사람이 많은데, 사실 이것은 이어져 있다. 둘 다 수단이며, 목적은 알코올 때문에 심신이나 주변에 가는 피해를 줄이거나 없애는 것이기 때문이다.

이를 '함 리덕션Harm reduction'이라고 하는데, 해로움을 줄인다는 의미다. 술을 끊는 일과 술을 줄이는 일을 조합해 함 리덕션을 실현해 갈 것이다. 이 책에서는 작심삼일이라도 바로 금주부터 시도하기를 권장하지만, 술을 줄이는 것부터 시작해도 괜찮다.

자신이 목적으로 하는 상태가 되려면 술을 줄이는 것으로 충분한가? 아니면 술을 끊어야 하는가? 또 어느 쪽의 성공률이 높은지는 현 상태를 평가해서 생각해야 하는데, 실제로 시작해 보고 알게 될 수도 있다. 술을 줄이기부터 시작해서 술을 끊기로 전환하는 사람, 반대로 술을 줄였다가 끊기를 번갈아 하는 사람도 있다.

자신의 음주량과 위험도가 지금 어느 정도이며 앞으로 어떤 선택을 할 것인가? 우선 현시점의 상황과 목적을 명확히 한다. 그리고 알코올을 약물로 인식하고 피해를 줄이기 위한 생활환경을 마련하고 계획적으로 실천하자. 우선은 목표를 이루기 위해 기초부터 다져야 한다.

준비 없이 시작하거나 의욕만 앞세워 달리려고 하면 무리하게 되고, 바로 포기할 수도 있다. "지금까지 몇 번이나 금주에 도전했지만 한 번도 지속하지 못했다"라는 쓰라린 경험도 이번에는 온전히 살려보자.

먼저 금주에 성공하는 데 필요한 행동은 다음 두 가지다.

- 시각화한다.
- 선언한다.

이것만으로도 성공률이 확실히 올라간다. 술 때문에 병원을 찾는 환자에게도 반드시 이 이야기를 한다. 두 가지 행동을 실천하면 지금까지 고통스러운 선택이라 여겼던 금주를 즐기면서 할 수 있고, 제대로 되어간다는 느낌은 실제로 좋은 결과로 연결된다.

금주를 시각화한다는 것은 일기를 써서 기록하는 일이다. 술을 줄이는 것이 목표인 사람은 목표로 하는 음주량을 결정한 다음, 언제 어디에서 무엇을 얼마나 마셨는지, 목표를 달성했는지, 어떤 변화가 있었는지 등을 기록하면 된다.

시각화하는 방법은 나중에 설명하겠지만, 저마다 하기 쉬운 방법으로 해도 상관없다. 손으로 써도 되고, 컴퓨터나 스마트폰에 데이터를 입력해도 된다. 글자로 써서 눈에 보이게 하면 자신을 객관적으로 볼 수 있고, 몸과 마음의 변화에 민감하게 주의를 기울일 수 있다.

인간의 뇌는 변화에 관심을 두게 되어 있어서 '이렇게 했더니 이렇게 되었다 → 그럼 이렇게 하자'라는 방향으로 움직여 의욕에 스위치가 켜진다. 게다가 목표를 달성했을 때 ○나 ◎ 등의 표시가 늘어나면 계속하고 싶어진다. 기록 자체가 재밌어지면 성공한 것으로, 시각화의 효과는 의외로 크다.

또 하나 중요한 것이 금주의 시작을 주위에 선언하는 일이다. 가족과 친구, 직장 상사와 동료에게 "이제부터 술을 끊을 거예요!"라고 알려서 주위 사람을 개입시키는 작전이다.

금주만이 아니라 생활 습관을 바꾸고자 할 때 자신의 행동을 다른 사람에게 알리는 것이 효과적이다. 일단 말을 하면 쉽게 관둘 수가 없다. 그리고 가족이나 친구에게 시각화한 기록을 보여 주고 성공을 함께 기뻐하거나 대단하다는 칭찬을 들으면 금주 생활에 활기가 돈다.

만약 자기 마음으로만 선언했다면 솔직히 효과를 기대하기 어렵다. 10번, 20번 반복해서 말한다고 해도 말에서 끝날 가능성이 크다. 무심코 술을 많이 마셔도 '뭐 어때, 나 자신과의 약속일 뿐인데…'라고 느슨해져서 작심삼일이 될 수도 있다.

자기 자신의 객관적인 눈과 주변의 시선이 있으면 감시 체제도 강화된다. '시각화'하고 '선언'하고 나서야 비로소 금주의 출

발선에 설 수 있다.

선언할 때는 힘겨워지는 순간 상담을 요청할 사람을 정해 두는 것도 바람직하다. 나중에 술 끊기가 힘들어졌을 때 솔직하게 말할 수 있는 상대가 있거나 조언해 줄 경험자가 있다면 기죽지 않고 다시 시작하기도 쉽다.

참고로 직장에 건강관리실이 있어 의사나 보건 담당자에게 조언을 구할 수 있다면 이용해 보는 것도 한 방법이다.

시각화로 성과를 실감하면서 진행한다

기록을 통해 수치와 감정이 보이도록 하는 시각화는 금주의 성패를 크게 좌우하므로 자신에게 적절한 방법을 사전에 찾아두자.

이제 구체적인 방법에 대해 순서대로 설명하겠다. 먼저, 어디에 기록(시각화)할 것인가를 정한다. 기록할 도구로는 크게 세 가지 방식이 있다.

■ 음주 일기를 붙여 두자

음주 일기   년   월

날짜 (요일)	술의 종류와 양	상황	달성도
1일 ( )			
2일 ( )			
3일 ( )			
4일 ( )			
5일 ( )			
6일 ( )			
7일 ( )			
8일 ( )			
9일 ( )			
10일 ( )			
11일 ( )			
12일 ( )			
13일 ( )			
14일 ( )			
15일 ( )			
16일 ( )			
17일 ( )			
18일 ( )			
19일 ( )			
20일 ( )			
21일 ( )			
22일 ( )			
23일 ( )			
24일 ( )			
25일 ( )			
26일 ( )			
27일 ( )			
28일 ( )			
29일 ( )			
30일 ( )			
31일 ( )			

1. 용지에 손으로 쓴다

용지나 노트, 일기장 등을 준비해서 간단하게 손으로 기록하는 방법이다. 내가 근무하는 병원에서 진료 시 건네는 음주 일기의 포맷을 예로 들면, 날짜와 요일, 술의 종류와 양(○월×일은 맥주 500㎖, ○월×일은 와인 반 잔 등), 마실 때의 상황(반주, 회식, 모임 등), 달성도(◎, ○, × 등으로 표기)의 기입란이 있다. 이것을 그대로 이용하거나 자기만의 기록 용지를 작성하게 해서 진료 시에 확인한다(앞에 나온 [금주 노트 3]을 확대 인쇄하여 사용할 수도 있다).

■ 음주 일기의 작성 예

날짜(요일)	술의 종류와 양	상황	달성도
1일 (월)	맥주 500㎖ 1병	반주	○
2일 (화)	마시지 않음		◎
3일 (수)	위스키(만취해서 양은 모름)	회식	×
4일 (목)	숙취로 마시고 싶지 않음		◎
5일 (금)	…	…	…

2. 컴퓨터 소프트웨어를 이용해 데이터를 입력한다

엑셀 등의 소프트웨어를 잘 다루는 사람은 컴퓨터로 음주 기록을 상세하게 입력해 보자. 금주에 도전했지만 술을 마신 경우 그 일을 기록해둔다. 술을 마시지 않고 시간을 보냈다면 그 이유를 생각해 기록하는 것도 바람직하다.

술을 과하게 마시는 사람 중에는 고지식하고 한 가지 일에 지나치게 열중하는 유형이 많다. 그런 사람들이 일단 기록을 시작하면 집중해서 철저히 해내기도 한다.

어떤 사람은 엑셀을 활용해서 음주량, 음주 비용, 채혈 등의 기본적인 기록 외에도 일정 기간의 음주량을 보고 나중에 γ-GTP가 어느 정도 오르고 내릴지 기입하는 경우도 있었다. 이렇게 공을 들이고 즐기면서 기록할수록 목표 달성이 가까워질 것이다.

3. 술을 줄이기 위한 전용 앱을 사용한다

최근에는 스마트폰에 금주를 위한 전용 앱도 다양하게 있어서 이것을 이용하면 간단하게 시각화를 시작할 수 있다. 언제든지 기록할 수 있고 시각적으로도 보기 쉽게 고안되어 있으므로 시도해 보면 좋을 것이다(구글의 '플레이스토어'나 애플의 '앱스토어'와 같은 애플리케이션 마켓에서 "금주"를 검색하면 다양한 금주 관련 앱을 찾아볼 수 있다 – 편집자주).

자신의 전용 체크시트를 만든다

　기록은 그날의 음주량과 달성도 등의 기본 데이터에 더해서 컨디션이나 마음의 변화, 주위의 반응 등 가능한 한 상세하고 구체적으로 쓸수록 효과적이다.

　술의 양을 줄였을 때 어떻게 되었는가? 술을 마셔 버렸다면 어떻게 되었는가? 이런 식으로 자신의 금주 생활을 여러 각도에서 관찰하고, 무엇이든 깨달은 바를 기록하면 자신의 음주 버릇도 알게 되고 수정할 때 참고할 수 있다.

　"술을 끊기 시작하면서 부부싸움이 줄었다."

　"술을 안 마신 다음 날에는 아이에게 잔소리를 하지 않았다."

　어떤 작은 변화라도 시각화하면 생생하게 느껴져 긍정적인 마음으로 금주를 할 수 있다. 술을 마시지 않은 날에 술 마셨을 때의 쾌감을 능가할 정도의 발견이 있으면 강한 동기부여가 되어 더 높은 목표가 생길 수도 있다.

　포기하지 않고 지속하려면 이것저것 너무 열심히 하지 말고, 관심이 있거나 재미있는 발견을 우선하는 식으로 적극적으로 즐기기를 권한다.

엑셀에 입력하는 경우에는 다음의 작성 예를 참고해서 전용 표를 만들어두자.

〔항목 예〕

- 아침에 잠에서 깨어나는 것은 어땠는가?(답답함, 두통의 유무 등)
- 수면의 질(잠들기, 화장실 때문에 일어난 횟수, 낮의 졸음 등)
- 식욕의 유무나 컨디션의 변화(위장의 상태, 피부 상태 등)
- 체중이나 체형의 변화(체중은 아침에 일어났을 때와 목욕 후에 측정. 요요가 오지 않으려면 한 달에 1kg 정도로 조금씩 줄이는 것이 바람직)
- 혈액검사를 했을 때의 데이터(간 기능의 지표로 여겨지는 γ-GTP, 혈당치 등)
- 정신적인 면의 변화(짜증이 줄었다, 술을 먹지 않아서 느끼는 허전함이 줄었다 등)
- 운동의 여부(무슨 운동을 몇 세트 실시했는지 등)
- 주위의 반응(살이 빠져 보인다, 건강해 보인다, 피부에서 윤이 난다 등)
- 그 밖에 깨달은 점, 이런저런 소감

이런 변화의 기록이 매일 조금씩 증가하면 '술을 안 마시는 편이 확실히 좋다'라는 강한 느낌이 온다. 그러면 술을 줄이려고 마음먹었던 사람이 어느새 술을 끊는 경우도 있다.

시각화할 때는 현재 기록하고 있음을 스스로 상기시키면 과음할 것 같을 때 "술에 취하면 기록을 하지 못하게 되니까 관두자"라고 음주에 제동이 걸리기 쉽다.

기록 요령 2
무리하지 않는 선에서 목적과 목표치를 설정한다

사전에 확실히 해 두어야 할 것이 목적과 구체적인 계획이다. 다음 항목을 체크해 두자.

목적을 명확하게 한다
목적을 단순히 '술을 줄인다, 술을 끊는다'가 아니라 술을 줄이거나 끊은 다음 자신이 어떻게 되고 싶은지를 먼저 명확하게 한다.

"생활습관병의 위험을 줄이고 싶다." "날씬하고 보기 좋은 체형이 되고 싶다." "일단은 숙취에 시달리는 날을 없애고 싶다." "가족에게 더 이상 걱정을 끼치고 싶지 않다." 이런 식의 분명한 목적이 있으면 그 목적에 근접하기 위한 계획을 쉽게 세울 수 있다.

구체적으로 적정 음주에 대한 계획을 세운다

목적을 명확히 한 다음에는 완전히 술을 끊을지, 술을 줄일지 선택한다. 술을 줄이는 경우는 다음과 같이 현황을 파악하고, 어느 정도 줄일지 정확하게 결정한 뒤에 실천하자.

- 현재 마시는 술의 양은?

  (음주량이 하루 혹은 일주일에 몇 g인가? 간을 쉬게 하는 날은 일주일에 며칠인가? 등)

- 앞으로의 목표치는?

  (음주량을 하루 혹은 일주일에 몇 g으로 할 것인가? 간을 쉬게 하는 날은 일주일에 며칠로 할 것인가? 등)

술을 줄이는 목표치를 결정할 때는 다음 사항에 주의할 필요가 있다.

- 최대한 구체적으로 한다.
- 절대 무리하지 않는 선에서 실행 가능한 목표를 세운다.

이것이 중요한 부분이다. 스스로 보고 알기 쉬운 방법으로 해도 상관없지만, 하루나 일주일 단위의 목표 설정 외에 기간을 정해서 "사흘 동안 정종 $900ml$까지, 혹은 $540ml$ 이상 마시는 날을 일주일에 이틀까지로만 정한다"라는 식으로 설정할 수도 있다.

일본의 후생노동성은 술을 하루 2잔 이상, 이틀 동안 연속해서 마시지 말 것을 권장한다. 그러나 갑자기 줄이기가 힘들다면 "10드링크를 8드링크로 줄인다" "지금까지 매일 술을 마셨지만, 일주일에 이틀은 간을 쉬게 한다"라는 식으로 실현 가능한 목표부터 세우자.

목표 설정을 무리하게 잡으면 다시 예전으로 돌아갈 수 있다. 단계를 밟아 점차 줄이고, 자연스럽게 술이 필요 없어지는 방향으로 이끄는 것이 현실적이다.

술을 마시게 하는 계기를 알면
성공률이 확실히 올라간다

'나는 뭘 위해 술을 마시는가?'

'어느 때 술을 마시고 싶고, 과음하고 싶어지는가? 그 계기는?'

우리는 평소 이런 생각을 자주 하지 않지만, 이번 기회에 술을 마시는 이유와 계기에 대해 관찰하고 시각화해 두면 자신의 음주 패턴을 바탕으로 대책을 세울 수 있다.

술을 마시는 이유가 스트레스 해소나 불면증 때문인 사람이 많겠지만, 스트레스의 근본적인 원인과 과음의 관계를 안다면 술 말고 운동이나 취미로 대체하는 등의 계획을 세울 수 있다.

술을 마시고 싶어지는 계기를 생각해 보면 어떤 깨달음이 있을 것이다.

"술집 간판이나 불빛을 보면 무심코⋯."

"그 가게에 가면 즐거웠던 추억이 떠올라 흥겨운 마음에 과음하게 돼."

"팀장님의 권유를 거절할 수 없으니 음주량만 늘어난다."

그러면 '그렇게 되지 않으려면 어떻게 해야 하지?'라고 생각하고, 과음하게 만드는 상대나 장소를 피하도록 한다.

이제 준비가 완료되었다. 우선 눈앞의 작은 목표를 달성할 수 있도록 부지런히 기록해 나가면서 하루하루 금주를 쌓아 나가자.

STEP 2. 음주량을 줄이는 상황별 요령
효과 만점의 맞춤형 대처법

준비가 되었다면 드디어 본격적으로 다음 단계를 시작해 보자. '시각화'가 습관이 되고, '선언'으로 주위의 응원도 얻으면 일상의 행동 패턴도 금주를 의식하는 쪽으로 바뀌어 간다. 그 상황에 따라 마시는 양을 조절하거나 술을 마시지 않고 시간을 보내기 위한 구체적인 방법을 다양한 각도에서 체크해 보자. 할 수 있는 것부터 하나씩 시도해 본다. 우선 술을 줄이기부터 하고, 욕심이 생기면 금주에 도전하자.

다음의 여러 방법을 조합해 시도해 보면 효율적으로 목표를 달성할 수 있다.

알코올을 제어할 수 있는 음주 방법

금주를 시작할 때는 아직 술을 마시고 싶은 욕구가 강하므로 술의 양을 억제하는 약간의 요령을 쓴다. 작은 기술을 활용해서 큰 성과를 얻도록 하자.

• 될 수 있는 한 천천히 마신다.

음주 속도를 늦추기만 해도 과음에 제동을 걸 수 있다. 술에 취하는 것은 혈중알코올농도가 올라가기 때문인데, 술을 마신 직후에 바로 올라가는 것은 아니다. 술을 빠르게 마시면 취기를 느끼기 전에 계속해서 알코올이 체내에 들어오기 때문에 과음을 하게 된다. 시간을 들여 음미하고, 천천히 취하는 것이 안전한 음주 방법이다.

천천히 마시려면 술을 한 모금 마시고 컵을 테이블에 놓으면 된다. 이를 습관으로 하면 자연스럽게 마시는 속도를 줄일 수 있다. 다음 한 입까지 최대한 시간을 두는 것도 유의하자. 그리고 작은 잔을 사용하는 것도 음주량을 줄이는 요령이다.

• 음식을 먼저 먹고 술을 마신다.

배가 고프거나 목이 마른 상태에서 술을 마시기 시작하면 공복을 채우기라도 하듯 꿀꺽꿀꺽 마시게 된다. 그러니 술을 마시기 전에 음식을 먼저 먹자. 위의 크기에는 한계가 있으므로 먼저 식사해 두면 술이 들어갈 자리가 줄어들어 자연히 음주량이 줄어든다.

술을 좋아하는 사람들은 술기운을 흐리게 하고 싶지 않다며 빈속에 마시기도 하지만 이는 위험한 패턴이다. 타협점으로 우선 음식을 먹은 뒤 술을 마시는 것부터 시작하면 어떨까? 그것이 어렵다면 수분을 미리 섭취해 두기만 해도 차이가 있다.

• **술과 술 사이에 물을 마시거나 희석해서 마신다.**

술을 마시다가 중간에 최대한 물을 마시면 음주량이 줄어들 뿐만 아니라 건강을 해치는 것도 예방할 수 있다. 알코올은 이뇨작용이 있으므로 술만 마시면 몸이 탈수상태가 되어 혈액의 점성이 올라 끈적해진다. 그러면 뇌경색이나 심근경색 등의 심각한 질병의 위험성이 증가하므로 의식해서 물을 마시도록 하자.

가능하면 알코올과 같은 양의 물을 번갈아 마시면 음주량을 확실히 억제할 수 있다. 바에서 독한 술을 마실 때 자극을 완화하기 위해 물(체이서)을 주는 것과 같은 목적이다.

또한 이를 아는 사람도 많겠지만, 위스키 등을 스트레이트로 마시는 사람은 물이나 탄산수로 희석하여 마시기만 해도 섭취하는 알코올양을 줄이고 건강장애의 위험을 낮출 수 있다.

• 섞어서 마시지 않는다.

"맥주를 마시고 와인, 그다음은 칵테일로 가야지."

이런 식으로 술을 섞어 마시는 것은 추천하지 않는다. 다양한 종류의 술을 마시면 술을 얼마나 마셨는지 알기 어려워지고, 양이 과해지기 쉽다. 또한 기록을 남기기 귀찮아져서 '오늘은 패스하자'라는 마음이 든다. 한 종류의 술만 마신다면 현재 얼마나 마셨는지 명확하게 알 수 있으므로 다음 날에도 잊지 않고 기록할 수 있다.

• 무알코올 음료를 활용한다.

우선 첫 잔만 알코올을 마시고, 두 번째 잔부터는 무알코올 음료로 바꾸는 방법도 있다. 다만 이것은 잠재적 알코올 의존증인 사람만 사용하는 방법으로, 알코올 의존증까지 진행된 사람이 술을 끊기 시작할 때 무알코올 음료를 이용하는 것은 권장하지 않는다. 맛과 향이 진짜 술과 매우 비슷해서 음주 욕구를 유발하기 때문이다. 실제로 무알코올 음료 한 잔을 입에 댔다가 반년 이상 지속하던 금주 생활이 끝난 경우도 보았다.

물론 진짜가 그리워지는 것은 잠재적 알코올 의존증인 사람도 마찬가지이기 때문에 가장 확실한 것은 탄산수, 진저에일, 우롱차 등의 소프트드링크를 술 마시는 도중에, 혹은 아예 처음부터 술 대신 마시는 것이다. 맥주를 좋아하는 사람은 사실 탄산의 시원함을 좋아하는 경우도 많다. 그것만 충족되면 알코올이 없어도 만족할 수 있으니 꼭 시도해 보자.

• 시간 제한을 설정하고 마신다.

'하루에 3시간 이상은 마시지 않기'와 같은 식으로 자기만의 시간 제한을 설정해 두기만 해도 음주량을 줄일 수 있다.

• 일주일 단위로 마시는 양을 조절해서 만족도를 높인다.

위험을 낮추려면 하루 평균 알코올 20g 이하로 마셔야 한다. 제한을 조금 완화한 중도 위험이라면 하루 평균 40g이지만, 하루의 음주량이 비교적 많은 사람이 금주를 시작할 때는 일주일 단위로 음주 욕구를 조절하면 무리가 없다.

하루 40g으로 7일 동안 술을 마신다면 총 280g이 된다. 이 양을 기준으로 일주일간의 술 줄이기 계획을 세우는 것이다. 매일 마신다면 하루에 마시는 양이 적어지지만, 중간에 쉬는 날을 설정하면 한 번에 마시는 양을 크게 줄이지 않아도 된다. 예를 들어 쉬는 날을 일주일에 이틀로 잡으면 나머지 5일은 하루당 56g이 되기 때문에 어느 정도 만족할 것이다.

당연한 말이지만, 일주일에 하루로 몰아서 한 번에 280g을 마시는 극단적인 일은 해서는 안 된다. 급성 알코올 중독이나 건강 문제를 일으킬 위험이 올라갈 뿐이다. 술을 줄이기로 했다면 적당한 양으로 잘 분산해서 먹는 것이 좋다.

"그 정도의 양으로는 술을 마신 것 같지 않다"라고 한다면 처음에는 적정량보다 하루당 10g을 추가해서 시작하는 식으로 실행 가능한 방법을 검토해 보자.

직장에서 술 마실 일이 많은 사람은 알코올 섭취량을 하루 20g으로 억제하기 어려울 수 있다. 이런 경우에도 역시 일주일 단위로 양을 생각해서 "밖에서 마시는 날이 많은 주에는 집에서 일절 마시지 않는다"와 같은 규칙을 만들어 조절하도록 하자.

술자리에서 잘 처신하는 법

힘들게 지속하던 금주가 술자리에 갔다가 끝나는 일이 종종 있다. 그렇게 되지 않도록 대비해 두자.

먼저 자신은 술을 마시지 않는다고 선언해 두는 방법이 있다. 경험자의 이야기에 따르면 한 번이 아니라 세 번 정도 선언하면 주위에서 그런 사람이라고 인지하고, 이후로는 배려해서 강권하지 않는다고 한다.

회식에 참여하지 않을 수 없을 경우 술을 마시지 않고 넘어갈 방법을 생각해 두자.

"간 수치가 높다고 의사에게 경고를 받았어. 반드시 금주하래."

"알레르기가 생겨서 마시면 안 돼."

이렇게 컨디션이 안 좋은 상황을 솔직하게 전달하고 술을 마시지 않는다고 못 박아두는 것도 한 방법이다. 건강진단에서 안 좋은 수치가 나왔거나 혹은 나빠지려고 하는 것을 알았다면 꼭 거짓말이라고는 할 수 없다. 이렇게 하면 누가 술자리를 권유해도 거절하기가 쉽고, 혹 술자리에 참석해도 마음 편히 무알코올 음료를 마실 수 있다.

술자리에서 가능한 한 술을 마시지 않거나 마시는 양을 줄이려면 앞에서 언급한 음주 방법에 더해 다음과 같은 방법을 고려할 수 있다.

- 다른 사람이 채우지 않도록 자신의 잔을 비우지 않는다.
- 일부러 총무를 맡는다(마지막까지 계산하고 뒷정리를 해야 하므로 마시지 않겠다고 변명한다).
- 2차를 가지 않고 1차만 끝내고 돌아간다.

미리 2차는 가지 않겠다고 말해 두면 상대가 무리하게 권유해 와도 피하기 쉽다. 또 스스로 알코올이 없는 모임을 기획해 보는 것도 한 방법이다.

술을 대신할 것을 찾는다

술을 마시면 쾌락 물질인 도파민이 대량으로 분비되어 기분이 좋아지지만, 술을 끊는다면 알코올 이외의 방법으로 좋은 기분을 만들어내야 한다. 빠지는 대상을 바꾸는 것이다.

• 단 것이나 커피로 기분을 달랜다.

단 것이나 카페인이 들어간 음료는 도파민의 분비를 촉진하므로 술 대신으로 자주 먹게 된다. 알코올과 비교하면 부족할 수도 있지만, 술이 생각날 때 이용하면 욕구를 달래 준다.

알코올 의존증 환자가 금주를 시작하면 뇌는 진한 자극을 원하므로 입원 중인 환자들이 밤늦게 모여 과자 파티를 하기도 한다. 자조 모임(비슷한 문제가 있는 사람들이 서로 경험과 의견을 나누며 문제 극복을 위해 함께 노력하는 모임 - 역자주) 자리에는 인스턴트커피를 준비하는데, 참가자가 커피에 설탕을 수북이 넣어 마시는 모습도 자주 본다.

'그렇다면 술은 끊어도 단 것에 의존하게 되는 것 아닌가?'라고 생각할지도 모른다. 그렇지만 심한 알코올 의존증은 당뇨병이나 고도 비만이 아니라면 술보다 대체가 되는 것을 먹는 편이 낫다.

"케이크든 초콜릿이든 먹었을 때 음주 욕구가 사라진다면 상관없습니다. 술을 마시는 것보다 훨씬 나아요. 대부분 반년 정도 지나면 먹고 싶은 기분도 사라집니다."

나는 임상에서 이렇게 전한다.

• 운동으로 좋은 기분을 맛본다.

이미 당뇨병을 앓고 있거나 비만인 사람은 단 것으로 대체할 수 없는데, 더 건강하게 좋은 기분을 끌어내는 방법도 여러 가지가 있다.

추천할 만한 방법은 기분 좋게 땀을 흘리는 정도로 하는 운동이다. 다만 운동 종목은 신중하게 고르자. 혼자 하는 운동보다 소프트볼, 배구처럼 팀으로 하는 스포츠를 추천한다.

조깅은 시간에 구애받지 않고 혼자 할 수 있어서 인기가 있고, 달리면 뇌에서 도파민이나 세로토닌 등의 쾌락 물질도 생산된다. 이것을 체험하면 러너스 하이Runners' High(30분 이상 달릴 때 느껴지는 쾌감 – 역자주)를 느껴서 지나치게 빠질 가능성이 있다.

알코올 의존증에 걸리는 사람은 어떤 일에든 잘 빠져들고, 대상이 바뀌어도 강박적으로 계속 빠지는 경향이 있어서 위험할 때도 있다. 선수 수준으로 격렬한 운동을 지속하다가 근육 세포가 망가졌을 때 생기는 CK크레아틴키나아제 효소가 혈중에서 급격히 증가해서 신장 기능이 떨어지는 사람도 있다. 운동도 적당히 하는 것이 최선이다.

그런 점에서 팀으로 하는 스포츠라면 혼자서 마음대로 움직일 수 없고, 멤버가 서로 협력할 필요가 있으므로 지나치지 않은 정도로 안전하게 즐길 수 있다. 알코올 의존증 환자를 지원하는 자조 모임이나 재활 시설에서도 소프트볼 등의 운동을 편성해서 대회도 자주 개최한다.

물론 심각한 간 기능 장애 등 건강장애가 있는 사람은 안정이 최우선이므로 증상에 따라 운동의 강도를 조절하자. 전문가의 지도 아래 필라테스나 스트레칭 등 움직임이 느리고 안전하게 할 만한 운동을 추천한다.

운동 외에도 음악, 수예, 정원 가꾸기 등 창조적인 일에 몰두하거나 뭔가 노력해서 보상이나 성과가 나올 때는 도파민이 분비되어 기분이 좋아진다. 딱 한 가지 일만으로 알코올과 동등한 보상을 얻으려고 하지 말고, 다양한 방법을 함께해 보면서 스스로 행복한 기분을 만들어나가자.

술이 눈에 띄지 않도록 한다

금주 생활을 정착시키려면 다음과 같이 술 자체나 마시는 장소를 의식적으로 멀리하고, 눈에 띄지 않도록 하는 것도 효과적이다.

• 오늘 마실 만큼만 술을 산다.

술을 마시기 전에 '오늘은 맥주 한 병만 마시자'라고 마음 먹었다고 해도 손이 닿는 곳에 술이 있으면 무심코 손을 뻗게 된다. 미리 사두지 말고 그날 마실 만큼만 산다.

• 술 코너에 들르지 않는다.

슈퍼나 편의점에서 쇼핑할 때 술이 진열된 코너에 가면 저도 모르게 바구니에 넣게 된다. 가능한 한 들르지 않거나 눈길을 피하는 것이 상책이다.

• 술집 간판이 눈에 띄지 않는 길을 택한다.

많은 음주자에게 술집의 불빛은 강력한 유혹이 되기 때문에 가능한 한 멀리하자. 예를 들어 역에서 집 사이에 번화가가 있다면 일부러 우회해서 유혹이 없는 주택가를 통해 귀가하도록 한다. 이렇게 할 수 있다면 한 걸음 전진하는 셈이다. 술을 줄이는 치료를 하는 사람들에게 자주 추천하는 방법이다.

• 직장도 가정도 아닌 제3의 장소를 만든다.

술집에 들르는 것을 피한다고 해도 술을 마시고 싶은 욕구를 억제한 채 귀가하면 스트레스가 쌓일지도 모른다. 이때는 직장과 집이 아닌 제3의 장소에 들르는 것을 추천한다. 물론 술을 마시는 장소가 아니라 스트레스를 해소할 만한 곳이어야 한다.

헬스클럽에서 땀을 흘리는 것도 좋고, 마음이 맞는 동료와 술 없이 모여서 대화할 수 있는 커피숍 같은 장소가 있다면 기분 좋게 귀가할 수 있을 것이다.

알코올 의존증 환자에게 정기적인 자조 모임이나 미팅은 절대 술을 마시지 않는 장소이기 때문에 제3의 장소로 효과적이다. 저녁에 정기 모임에 참석한다는 확고한 이유가 있으면 번화가의 유혹도 뿌리치고 지나갈 수 있다. '나에게는 그런 장소가 있다'라는 생각만으로도 안심할 수 있는 것이다.

• 집에서 술을 마시던 시간에 다른 스케줄을 넣는다.

집에 있을 때 술을 마시지 않으려면 평소 술을 먹던 시간에 자녀의 공부를 봐주거나 집안일을 하거나 함께 운동하는 등 빼먹을 수 없는 대체 스케줄을 설정해 두자.

• 자동차 운전 등 술을 마시면 못하는 일을 한다.

술 생각이 나면 드라이브를 가는 등 일부러 술을 마실 수 없는 상황을 만드는 방법도 있다.

빼놓을 수 없는 동료와의 교류

인간은 서로 연결되려고 하는 사회적인 생물이다. 따라서 동료 의식을 이용하면 금주 의지를 굳건히 할 수 있다. 술을 끊을 때는 혼자 하기보다 지금의 상황을 받아들여 주는 동료가 있으면 힘이 솟는 법이다. 요즘은 커뮤니케이션 방법도 다양하므로 자신에게 맞는 것을 이용하도록 하자.

• SNS에서 금주에 성공한 동지를 찾는다.

준비 단계에서 술을 끊겠다고 주위에 선언해 두면 똑같이 금주에 도전하려는 동료를 만들 수 있다. 트위터, 인스타그램, 메신저 등의 SNS로 그룹을 만들면 정보를 교환할 수 있고, 술의 유혹에 빠질 것 같을 때, 금주가 잘되지 않을 때 대화를 나눌 수도 있다.

술의 유혹으로 힘들 때 "힘내!" "나도 그래"라는 식의 반응이 돌아오면 '나만 그런 게 아니구나' 싶어 격려가 된다. 동료의 기대에 부응하고 싶다는 생각이 지속적인 동기부여가 되기도 한다.

반대로 혼자 외로운 상태에서 술을 끊으면 술을 마시고 싶은데 못 마시는 마음을 발산하지 못하고, 그것이 오히려 음주의 계기가 된다. 연속 음주로도 발전할 수 있으니 주의한다. 혼자 술을 마시거나 혼자서 하는 금주는 가장 위험한 패턴이다.

• 자신의 금주 기록을 SNS에 공개한다.

SNS를 통해 자신의 금주 생활을 공개하는 것도 효과적인 방법이다. 적정량을 지키고 있다는 증거 사진으로 그날 마신 술의 사진을 올리거나 "술을 마시고 싶었지만, 이렇게 해서 참았다"라는 식으로 생생한 경험담을 올리면 본인에게는 즐거움이 되고, 그 글을 본 사람에게는 도움이 될 것이다. 서로 격려하고 칭찬하면 금주 생활이 활기를 띠게 된다.

• 맨정신으로 상담할 수 있는 사람을 찾아 둔다.

금주를 선언할 때는 어려울 때 상담할 사람을 정해 두는 게 중요한데, 술 마시고 싶어질 때도 상담해 달라는 뜻을 미리 전달해 두면 술을 마셔 버리기 전에 바로 연락할 수 있어서 안심된다. 그 사람이 금주에 성공한 선배라면 적절한 조언도 기대할수 있어 더욱 좋다.

• 단주회에 참가한다.

알코올 의존증인 사람들이 서로 지지하는 자조 모임에서는정기적으로 단주를 지원하는 교류의 장을 마련하고 있다(단주라는 용어에 대해서는 다음 장의 첫머리에서 설명하겠다). 현재 일본에는 국내에서 탄생한 단주회와 미국에서 시작된 AA(알코홀릭스 어나니머스) 등 크게 두 조직이 있으며, 정기 모임에는 20대부터 80대까지 폭넓은 연령층이 참가하고 있다(한국에는 AA한국연합[aakorea.org] 외 크고 작은 단주 모임과 온라인 커뮤니티가 있다 – 편집자주).

정기 모임도 미팅도 기본적으로 알코올 의존증에 걸린 사람을 위한 모임인데, 잠재적 알코올 의존증인 사람도 금주를 결심했다면 시험 삼아 참가해도 된다. 단주한 사람에게 경험담을 듣거나 알코올의 폐해를 자세히 알게 되면 술 생각이 억제될 수도있다. 초보자를 대상으로 하는 세미나도 있으니 관심이 있으면인터넷에서 정보를 찾아보자.

단주 대신 절주를 하고 싶은 사람을 위한 모임은 현시점에서 공식적으로 인정된 것이 없다. 다만 알코올 의존증의 문턱을 넘지 않은 사람이라면 음주량을 꽤 줄였다고 해도 중독자가 맛보는 강렬한 상실감은 일어나지 않기 때문에 대부분 일상생활에서 노력하면서 조절할 수 있다.

· 온라인 회식을 온라인 다과회로 바꾸어 교류한다.

최근에는 온라인 화상회의 서비스를 이용해서 회식하는 경우도 많은데, "막차를 신경 쓸 필요가 없어서 과음하기 쉽다" "이른 시간부터 술을 지나치게 마신다"라는 말이 나온다. 구애받는 부분이 없는 만큼 위험이 크다고 지적하는 의견도 많아지고 있다.

술을 줄이려는 사람은 음주의 시작과 끝 시간을 미리 정해서 과음하지 않도록 한다. 술을 끊으려는 사람은 온라인 회식을 무알코올 온라인 다과회로 바꿔 보자. 서로 좋아하는 차나 디저트를 준비하고 공통 취미를 영상으로 공유하면 알코올 없이도 즐거운 교류의 장이 될 것이다.

그러나 온라인은 상대에게 냄새까지 전달되지 않기 때문에 보이지 않는 곳에 술이 담긴 컵이 놓여 있을 수도 있다. 그런 점은 서로 주의하면서 음주량을 줄여 나가자.

자조 모임에서도 온라인 정기 모임을 개최하는 곳이 늘고 있다. "외출을 자제하는 동안 교류하는 자리가 없어 스트레스를 해소하지 못하니 무심코 술 생각이 난다." "한동안 술을 끊었는데, 재택근무를 하면서 연속 음주가 시작되었다." 이런 상담도 증가하고 있지만, 온라인으로 교류할 수 있으면 불안도 완화될 것이다.

온라인의 가장 큰 장점은 어디에 있든 이동하는 시간 없이 참여할 수 있다는 점이다. 자조 모임을 갖는 장소가 멀어서 참석이 힘든 사람, 육아 중인 사람도 부담 없이 참여할 수 있다는 점에서 환영받고 있다.

보상으로 의욕을 불러일으킨다

금주를 시작할 때 시각화와 선언을 하면, 제대로 해낸 경험을 여러 사람과 공유할 수 있다고 설명했는데, 그때마다 보상을 받는 것이 더 효과적이다. 다음과 같은 작은 보상이라도 상관없다.

• 작은 성공이라도 계속 칭찬을 받는다.

가족들의 칭찬은 최고의 보상이 될 수 있다. 많은 칭찬을 받을 수 있도록, 성공 체험을 가족 모두가 볼 수 있게 해 보면 어떨까? 예를 들어 거실이나 식탁 주변 등의 공유 공간에 금주 달력을 붙여 놓고, 음주의 목표치를 달성한 날은 ○, 마시지 않은 날은 ◎, 목표치를 넘게 마신 날은 △나 × 등으로 표시하면 경과가 한눈에 들어올 것이다.

"어제도 술을 마시지 않았네. 대단해!"

"지난주보다 동그라미가 늘었어! 아빠, 열심히 하는 모습이 멋져."

이런 식으로 칭찬을 받으면 의욕도 배가 된다. 공유한 달력에 ○가 연속으로 3개 붙어 있으면 자연스럽게 네 번째도 ○로 만들고 싶고, ○가 끊기는 것이 싫다는 생각이 든다. 뇌의 단순한 구조를 이용해서 행동을 조금씩 바꿔 나가도록 촉진하는 것이다.

이런 흐름이 만들어지면 시간이 지날수록 '여기까지 왔으니 기록을 깰 수 없지'라고 생각하게 되고, 1년, 2년, 그리고 5년, 10년씩 금주 생활을 지속하는 것도 가능해진다.

• 스탬프나 색깔을 구분해도 의외의 효과가 있다.

앞서 말한 달력의 표시를 좀 더 눈에 띄는 색이나 모양으로 하면 강한 인상을 받을 수 있고, 더 효과적인 보상이 될 수 있다.

예를 들어 색다른 스티커를 붙일 수 있다. 술을 안 마신 날은 골드 스티커, 목표치 이하라면 파란색 스티커, 과음하면 레드카드처럼 빨간색 스티커, 약간 과음하면 노란색 스티커를 붙이는 등 색의 의미와 연관시켜 한눈에 알아볼 수 있도록 한다. 스티커 외에 도장을 찍는 방법도 있다.

스티커나 도장으로 표시할 때 파트너에게 부탁하면 금주를 공유하는 느낌이 더 강해진다. 노트에 술을 줄이는 과정을 기록한다면 그것도 공유하고, 잘하고 있으면 보상 스티커나 도장을 점점 늘려 가자.

스티커나 도장으로 지속하려는 의지를 북돋는 것은 가게에서 주는 포인트 카드를 이용하는 심리와 비슷하다. '스탬프를 5개만 더 찍으면 무료 티켓을 받을 수 있다'라는 생각으로 서비스에 이끌려 쇼핑을 하거나 음식을 구매하고 싶어지는 효과다.

내가 있는 병원에 입원하는 알코올 의존증 환자에게는 회복 노트라는 것을 주고, 스터디 모임에 출석할 때마다 직원이 도장을 찍는다. 밤이나 휴일에 자조 모임에 참가하면 그곳에서도 도장을 찍는다.

매주 금요일에 의사와 수간호사가 각 방을 방문하여 단주 교육 프로그램에 일주일간 참여해서 단주를 계속했음을 칭찬하고, 자조 모임 출석수가 많음을 칭찬한다. 환자들은 외박이나 면회에서 가족을 만나면 칭찬을 받았다고 자랑을 해서, 가족들이 "아이처럼 신이 났더라고요"라고 전해주기도 한다.

참고로 현재는 감염 예방 때문에 온라인으로 자조 모임에 참가하게 한다. 효과는 상상 이상이므로 만족도가 높아지는 방법을 개별적으로 궁리해 보자. 작은 보상들이 쌓여갈수록 목표에 가까워진다.

• 즐거운 목표를 만들고 술 마실 돈을 저금한다.

스티커나 도장이 늘어났을 때 큰 보상을 받을 수 있는 서비스를 설정해 두면 지속하는 데 힘이 되고, 금주 생활에 탄력이 붙는다.

4장에서 술 마실 돈을 저축하라는 이야기를 했는데, 그 돈으로 사고 싶었던 옷을 사거나 도움을 준 아내와 여행을 가는 등 상상만 해도 의욕이 솟는 즐거운 일을 목표로 세워 보자. 중간 목표와 최종 목표를 정해놓고 단계를 밟아가면서 더 큰 보상을 설정해 두면 빨리 도달하는 데 기폭제가 될 것이다.

알코올 의존증 환자는 3개월의 교육을 위한 입원 중에 스터디 모임 등의 프로그램을 오전, 오후로 나누어 수강하게 되는데, 그중 자조 모임에 참가할 때 사용하는 것이 스탬프 랠리라고 하는 기록 용지다. 이것은 자조 모임 참가에 맞춰 병원이 고안한 것으로, "의욕이 난다" "즐겁게 참가할 수 있다"라고 호평을 받고 있다.

간단하게 소개하자면, 자조 모임에 참가하는 것을 등산과 연결시켜 참가 횟수를 거듭하는 만큼 높은 산에 올라가는 모습으로 표현된다. 참가할 때마다 찍는 스탬프의 1회분을 100m로 표현해 '낮은 산 → 중간 산 → 높은 산'을 거쳐서 최종 목표는 최고봉인 에베레스트로 정한다. 그곳에 도달하려면 총 88회의 참가가 필요하고, 매일 1회 참가하면 3개월의 입원 기간에 에베레스트를 정복할 수 있도록 구성된다.

제일 낮은 산에서 시작해, 높은 산을 차례차례 정복해 나가기 때문에 목표까지의 거리가 한눈에 들어온다. 그러면 "힘내서 여기까지 왔으니 더 높은 목표로 가자"라고 적극 참가할 수 있다. 정복했다는 성공 체험은 도파민을 증가시켜 쾌감을 가져다 준다. 주변에서 "대단해!"라고 칭찬해 주면 상승 효과도 얻을 수 있다.

각 지역의 자조 모임에서도 다양하게 아이디어를 내고 있다. 참가자에게 메달을 수여하거나 1년 동안 다니면 다시 태어났다는 의미로 생일 축하를 해주는 등 프로그램에 보상을 넣고 있다. 성공 체험을 쌓아 보상이 증가할수록 '맨정신으로 있는 게 훨씬 행복하다'라고 생각하게 된다.

자신의 금주 생활의 보상으로 어떤 것이 좋을지 참고하기 바란다.

평소의 인식을 바꿔본다

과음이 몸에 좋지 않다는 것을 알면서도 그만두지 못하는 까닭은 술 마시는 이점에 의식이 쏠려 있기 때문이다. 그러니 4장의 내용도 참고로 해서 술을 마시지 않을 때의 단점을 줄일 방도를 생각해 보자.

"맨정신으로 놀면 재미없다." "술을 마시지 않으면 즐거움이 줄어든다." 이런 기존의 생각을 거꾸로 보면 단점을 보완하는 방법은 얼마든지 있다.

술을 마시지 않으면 시간이 남아돈다. → 남는 시간에 새로운 것에 도전할 수 있다.

맨정신으로 놀면 재미없고 스트레스를 풀 수 없다. → 온라인 다과회도 할 수 있고 운동으로 스트레스를 푸는 방법이 더 건강하다.

단순히 말만 바꾼 것이라고 생각할 수도 있다. 하지만 이런 생각을 시각화해 보면 새로운 사고의 경로가 있음을 뇌가 인식한다. 이를 통해 지금까지의 행동을 180도 뒤엎을 수도 있다. 인식이 바뀌면 행동도 바뀌고, 자연스럽게 술을 마시지 않겠다고 선택할 수 있다. 스스로 언제든지 할 수 있는 인지 행동 요법으로 기억해 두면 다양하게 응용할 수 있다.

평소 하던 방식이나 편리한 방법에 완전히 익숙해져 있으면 변화를 꾀하지 않게 된다. 이번 기회에 무슨 일이든 기존과 다른 각도에서 관찰하려고 의식해 보자.

스트레스를 쌓아두지 않고 휴식한다

직장에서 안 좋은 일이 있거나 중요한 프로젝트를 맡는 등 다양한 요인으로 신경이 흥분해 있을 때는 조금만 마실 작정이었어도 과음을 하게 되거나 잠이 오지 않아서 뒤척이다가 늦잠을 자기도 한다. 스트레스를 쌓아두지 않는 것, 심신을 편안하게 하는 것도 술을 줄이는 하나의 방법이다.

• 워라밸을 점검해서 활동과 휴식의 리듬을 만든다.

앞에서 빠져드는 대상을 운동으로 바꾸는 방법을 소개했는데, 운동을 하면 몸과 마음이 재충전되고 자율신경의 균형이 잡혀 수면의 질이 높아진다.

만약 수면에 어떤 문제가 있다면 낮에는 운동을 하면서 활동적으로 보내고, 밤에는 잠을 잘 수 있도록 느긋하게 보내는 식으로 워라밸(워크 라이프 밸런스)을 점검해서 온·오프의 리듬을 만들어보자.

주말을 보내는 방법도 연구해 보자. 집에 있을 때 대낮부터 술상을 펴 왔다면, 이제는 가족과 나들이를 계획하거나 평소 하지 않던 청소, 정원 가꾸기, 요리하기 등 될 수 있으면 평일과 다른 생활을 하면서 음주를 피한다. 쉴 때는 확실히 쉬는 것이 중요하다.

• 스트레스는 최대한 빨리 해소한다.

스트레스는 과도한 음주의 발단이 되므로 빨리 해소할 수 있도록 맨정신으로도 터놓고 이야기할 수 있는 환경과 인간관계를 만드는 것이 중요하다. 제3의 장소를 만드는 내용과도 겹치는데, 직장에서 받은 스트레스라면 휴게실이나 근처 카페에서 동료와 수다로 푸는 식으로 가능한 일부터 시도해 보자. 의외로 속이 시원해지고, 커뮤니케이션에 알코올은 필요 없음을 깨달을 수 있다.

보조제를 이용한다

평소에는 적정량을 지키고 있어도 회식에 가면 저도 모르게 음주량이 증가하는 경우, 과음이 걱정될 때에 한하여 보조제를 이용하는 방법도 있다.

지금까지 사용된 약은 알코올 의존증 환자가 술을 끊는 단주 보조제로만 사용되어 왔으나, 음주량 감소를 위한 보조제 날메펜(Nalmefene, 제품명 셀린크로)이 덴마크에서 출시되어 의사의 처방으로 복용이 가능해졌다(2021년 기준으로 한국에서는 아직 출시되지 않았다 - 역자주).

날메펜은 어디까지나 음주량을 억제하기 위한 약이므로, 상황에 따라서 음주량을 조절하고 싶은, 알코올 의존증의 문턱에 있는 고위험 음주자에게 적합하다.

마시고 싶은 욕구를 넘긴다

술을 끊기 시작했을 때는 마시고 싶은 욕구를 억제할 수 없거나 혹은 술을 줄이겠다는 결단이 흔들릴 수 있지만, 강한 음주 욕구가 계속 이어지는 것은 아니다. 마시고 싶은 상태가 잠시 지속되어도 어느 시점부터 욕구가 약해지는 파동이 있다.

의외로 잘 알려지지 않았지만, 중증 알코올 의존증이라도 병적으로 강렬한 음주 욕구가 지속되는 것은 약 30분~1시간이라고 한다. 그래서 그 피크 시간을 넘길 방법을 찾는 것도 하나의 대책이 된다.

다음은 누구나 실천할 수 있는 욕구를 피하는 방법이다.

• 전화나 SNS로 동료에게 이야기한다.

술 생각이 나서 참을 수 없을 때 의지할 수 있는 것이 금주하는 동료, 곤란할 때 상담할 수 있는 사람이다. 심리적으로 가까이 있기 바라는 사람과 네트워크를 만들어 두면 만일의 경우에도 쉽게 상담할 수 있다.

"지금 술 생각이 간절하니까 말 좀 들어줘."

"그럼 일단 음료수라도 마셔보는 게 어때? 몸을 움직여 보는 것도 좋아."

이런 대화를 나누는 동안 욕구가 억제되는 것을 기대할 수 있다.

• 음주 욕구에 스위치가 켜지는 시간대를 표시한다.

자신이 어느 시간대에 가장 술이 생각나는지 파악해 두면 조절하기가 쉽다.

잠재적 알코올 의존증인 사람은 대개 날이 저물고 난 뒤부터 음주 욕구가 강해진다. 퇴근 후에 스위치가 켜지는 패턴이므로 그 시간에 맞춰 술 마시고 싶은 마음을 분산시키는 방법을 목록으로 만들어 두면 만일의 경우에 도움이 된다.

친구들과 SNS 교류, 온라인 다과회, 운동, 취미활동, 가족과 산책 등 술로 향하는 관심을 돌릴 수 있는 적당한 대상을 골라놓고 그때마다 할 수 있는 일을 실천해 보자.

• 술을 마시고 싶을 때는 술의 단점을 떠올린다.

음주 욕구에 무너질 것 같을 때는 음주에 효용은 거의 없고 해로운 점이 많다는 것과 음주를 걱정하는 가족을 생각하면 위기를 넘길 수 있다.

혹은 술을 마시지 않을 때의 이점을 다시 한번 생각해서 '여기서 마시지 않으면 건강한 몸에 한 걸음 다가선다'라고 건강하고 행복한 자신을 상상해 봐도 좋다.

평소 음주량이나 위험 수준과 관계없이 그 상황을 흘려보내면 누구나 음주 욕구가 안정된다는 것을 기억해 두자.

술을 마시지 않을 때 괜찮은 자신의 모습을 상상한다

금주를 해낸 자신의 모습을 강하게 떠올리면 그대로 실현하는 데 도움이 된다.

금주로 날씬하고 건강해지는 것이 가장 큰 목표라면 5kg 감량해서 젊어진 자신을 상상한다. 간 기능의 정상화를 제일로 생각하고 있다면 수치가 많이 내려가서 주치의에게 칭찬받는 모습을 상상해도 좋다.

목적을 명확하게 한다. → 달성한 자신을 생생하게 떠올린다.

→ 변화를 시각화하고 주변 사람도 끌어들여 의욕을 유지한다.

→ 금주 생활이 익숙해진다.

긍정적인 사이클이 돌기 시작한다. 이런 흐름이 만들어진다면 더할 나위 없이 좋다.

금주를 시작하면
뇌는 90일 만에 학습한다

금주 생활은 얼마나 지속해야 정착될지 궁금할 것이다. 알코올 의존증 환자는 치료 시에 반드시 단주하는데, 90일 정도를 기준으로 지속하다 보면 뇌가 그것을 학습해서 습관이 달라진다. 술병을 손에서 놓을 수 없던 상태에서 술을 마시지 않아도 되는 상태로 전환되는 것이다.

잠재적 알코올 의존증이나 위험이 낮은 음주자라면 어떻게 하느냐에 따라 더 이른 시기에 전환할 수 있을 것이다.

인간의 뇌에는 무언가에 빠지고 싶다는 욕망이 항상 존재한다. 빠져드는 대상을 알코올이 아닌 건강한 대상으로 바꿀 수 있다면 원래의 환경으로 돌아가려고 하지 않는다.

지금까지 소개한 금주 방법에서 힌트를 얻어 "술을 마시지 않아도 괜찮다"라고 말할 수 있는 상황을 만들어 가보자.

앞서 해 보았던 〈알코올 사용장애 선별 검사〉에서 20점이 넘은 사람은 원래대로라면 혼자서 술을 줄이기 어렵다. 전문의에게 상담하는 것을 추천하지만, 그래도 일단 스스로 해 보고 싶다면 시도해 보자(아무것도 하지 않는 것보다 훨씬 낫다).

술을 줄이면서 음주량이나 음주로 인한 피해가 줄어든다면 일단 목표를 달성하는 셈이다. 몸 상태를 개선하고 싶거나 음주 피해를 더 줄이고 싶다는 욕심이 생긴다면 음주량을 더 줄이거나 금주에 도전해 보자.

반대로 술을 줄이려고 해봤지만 잘되지 않고, 음주량이 줄어도 음주로 인한 피해가 개선되지 않는다면 한시라도 빨리 전문의와 상담하기 바란다. 전문의의 지도 아래 금주를 목표 삼아 돌입할 시기가 늦어질수록 잃어버린 건강이나 가족, 생활을 되찾지 못할 수도 있다.

술을 끊을 때 가장 괴로운 시기는 금단현상이 심하게 나타나는 처음 2주다. 그러나 2주를 넘으면 대부분 컨디션이 좋아지고 채혈 검사 결과도 개선된다. 한 달 동안 술을 끊고 식사를 제대로 하면 거칠었던 피부가 촉촉해지고, 화장도 훨씬 잘 받는다.

하나를 놓으면
다른 의존도 놓기 쉽다

뇌는 자극적인 것을 탐하기 때문에 술과 도박 등 여러 가지에 빠지는 사람도 있다. 실제로 금주에 성공하면 그것을 계기로 다른 중독에서 벗어나는 경우가 있다. 하나를 놓으면 다른 의존 대상도 자연스럽게 집착하지 않는 선순환이 생기는 것이다.

그것을 성공 사례라고 하면, 술을 마시지 못하는 허전함 때문에 게임이나 담배 등 다른 중독 대상을 찾는 실패 사례도 눈에 띈다. 의존 대상이 다른 것으로 옮겨진 상태다. 이 차이는 어디에 있을까? 의존하던 대상을 한 번에 놓는 사람은 이런 성향이 있다.

- 알코올의 유해성을 제대로 알고자 한 사람
- 자신의 음주 습관을 객관적으로 관찰한 사람

올바른 지식이 있으면, 과음의 끝에 다양한 음주 문제나 알코올 의존증의 위험성이 있다는 것을 알 수 있으므로 과음에 신중해진다. 또 자신을 객관적으로 보는 눈이 있으면 "몸에 이로운 점이 없는 대상에 중독되는 근본적인 원인은 무엇일까?"라고 자문해서 건강하지 못한 생각이나 생활 습관을 고쳐 간다. 무심코 손이 술로 갈 때 "열심히 잘해 왔는데 지금 마시면 처음부터 다시 시작해야 해"라고 스스로 마음을 다잡아 회피할 수도 있다.

술을 끊으면서 얻은 보상이 언어화되어 사실적으로 느껴지면 행동이 달라진다. "더 건강해지려면 담배나 단 것도 손을 떼자." 이렇게 유해성이 있는 것을 하나씩 놓는 흐름이 이상적이다. 그런 상황이 전개될 수 있도록 목표를 향해 꾸준히 금주 생활을 해 보자. 건투를 빈다.

CHAPTER 6

술과 작별하지
못했을 때
감당해야 하는
고통

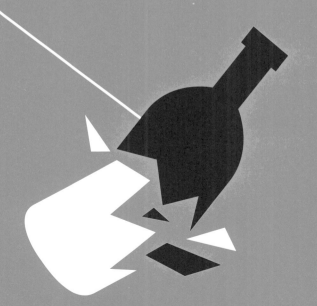

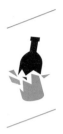

금주와 단주 사이에는
큰 차이가 있다

　이번 장은 금주와 단주의 차이와 구분해서 사용하는 것에 대한 설명으로 시작하고자 한다. 그동안 필요한 경우를 제외하고는 의도적으로 '금주'라는 용어를 사용했다.

　알코올 의존증으로 진행되지 않은 사람은 술이 주는 피해의 현실을 알면 '술을 즐기면서 마셔 왔지만, 이렇게 해롭다면 술을 줄이자, 금주하자'라고 생각하고 원활하게 돌입할 수 있다. 인생관이나 가치관을 크게 바꿀 필요 없이 일이나 가정생활과 병행해서 실천할 수 있다.

　그러나 일단 의존증으로 가면 술을 줄이기가 어려워진다. 단주가 필요하다는 점을 논리적으로 설명하면서 강하게 권고해도 "가족을 위해 열심히 일해 왔는데 왜 저의 유일한 즐거움을 빼앗으려고 합니까?"라고 화를 내거나 "단주할 바에야 죽는 게 낫다"라고 말하는 사람도 적지 않다. 술을 마시는 것이 자신에게 가장 중요하고, 인생의 목표이기 때문이다. 그 상태에서 단순히 술 마시는 것을 참으면 삶의 목표를 잃고 강렬한 상실감을 맛보게 되므로 아무리 노력해도 재발하고 만다.

이런 사람은 인생관, 가치관, 인간관계 등을 크게 전환하지 않으면 단주에 성공할 수 없다. 너덜너덜해진 몸과 머릿속, 인간관계도 회복하기 쉽지 않다. 인생을 건 일생일대의 프로젝트로 삼을 각오가 필요하다.

이런 현실 때문에 알코올 의존증 치료 현장에서는 다음과 같이 금주와 단주를 구분하여 사용하고 있다.

- 금주=혼자서 참고 술을 마시지 않는 생활을 하는 것
- 단주=의료나 자조 모임 선배들의 도움을 받아 맨정신이 행복하다는 가치 전환을 이루어 술을 마시지 않고 살아가는 것

이 책을 읽고 있는 당신은 가능하면 금주로 성공하기를 바라

지만, 단주가 필요한 단계인 사람에게는 다음과 같은 구약성서의 메시지를 읽어 주고 싶다.

> 눈물을 흘리면서 씨를 뿌리는 자는 기쁨으로 거두리로다
> 울며 씨를 뿌리러 나가는 자는 반드시 기쁨으로 그 곡식 단을
> 가지고 돌아오리로다
>
> ―《구약성서 시편》126장 5~6절

진료 시에는 음주 방법, 음주량, 금단현상, 음주 문제, 합병증의 정도, 생활 상황, 경제 상황, 가족 관계 등을 종합적으로 살펴보고, 나아가 본인과 가족의 인식과 희망도 듣는다.

검사는 알코올 사용장애 선별검사, 채혈, 소변, 엑스레이, CT, 심전도 등을 실시하여 진단기준(ICD-10 국제질병분류 제10판 등)을 이용해 확정한다. 진단 결과 알코올 의존증이 아니라면 외래 진료를 통해 술을 줄여나가도록 한다. 술을 줄이는 치료는 5장의 내용을 주치의가 조언하면서 실천하게 된다.

알코올 의존증이라면 원칙적으로 단주가 목표지만 본인이 "술을 끊기는 싫고, 줄이는 것이라면 해봐도 좋다"라고 희망하

는 경우, 외래 진료로 술을 줄이는 치료부터 시작할 수도 있다. 단, 그 치료로 음주 문제가 개선되지 않고 오히려 악화된다면 적절한 시기에 목표를 단주로 전환한다.

단주를 목표로 외래 치료를 할 때는 자조 모임 참가, 클리닉 내 집단 치료 요법, 매일 단주 프로그램을 받는 데이케어를 조합하고, 약물요법도 실시한다. 외래 치료로 여러 번 실패했거나 합병증이나 음주 문제가 중증인 경우, 주위(가족, 직장, 지역)의 지원이 없어 고립되어 있거나 의욕이 없어서 외래 진료를 계속 다니지 못하는 경우에는 입원 치료를 받는다.

입원 기간은 3개월 정도다. 그동안 알코올의 독성을 제거하는 해독, 금단현상 치료, 단주 교육 프로그램과 자조 모임 참가, 약물요법과 함께 퇴원 후를 준비한다. 중증인 경우 입원해서 철저하게 단주해야 결국 빨리 회복된다. 입원 전에는 석 달이 너무 길다고 하는 사람이 많지만, 실제 입원 생활은 매일 바쁘고, 변화도 많다. 눈 깜짝할 사이에 퇴원일이 왔다며 좀 더 입원하고 싶다고 말하는 사람이 있을 정도다.

알코올 의존증의 판정 기준은?

알코올의 폐해를 피라미드 도식으로 나타내면 밑바닥부터 피해가 적은 저위험 음주 → 피해가 많은 고위험 음주로 이어지며, 그 정점이 알코올 의존증이다. 여기에서 주목하고 싶은 것은 알코올 의존증이라는 병으로, 음주의 피해가 진행된 약 100만 명의 존재다.

어디까지가 진짜 의존증이고 어디까지가 경계선인지 음주량 등의 수치만으로는 명확하게 선을 그을 수 없지만 생활에 나타나는 중독 신호에 대해서는 앞에서 소개한 바와 같다.

지금까지의 내용을 통해 경계선에서 알코올 의존증으로 진행될 때의 위험 신호를 키워드로 나타내면 대략 다음과 같다.

〔알코올 의존증이 의심되는 위험 신호〕

• 손의 떨림이나 식은땀 등의 금단현상

• 아침의 해장술

• 습관적인 낮술

• 월요일에 예고 없이 내는 연차, 조퇴, 업무상 트러블 증가

- 간 기능이나 혈압 등 건강검진 수치에 이상이 있고, 지도를 받아도 개선되지 않음
- 저녁에 반주할 때까지 기다리지 못하고 퇴근하자마자 바로 술을 마심
- 아침부터 혹은 낮부터 술을 마심
- 고령자는 넘어짐, 요실금, 건망증 세 가지 증상이 나타남

이런 증상이 대표적인 신호다. 금단현상이 있으면 필연적으로 연속 음주가 나타나므로, 어느 증상이든 방치하면, 본인에게 건강상 문제가 생기는 것은 물론 가정이나 직장에도 여러 가지 문제가 발생한다. 심한 알코올 의존증으로 진행하는 것도 시간문제다.

좀 더 전문적으로 보면 알코올 의존증자는 WHO에 의해 작성된 가이드라인(ICD-10)의 진단기준으로 추정하며, 그 조건을 만족시키면 의존증이라고 판단된다.

해당 검사 항목은 다음과 같고, 이 중 3개 항목 이상이 한 달 이상 동시에 발생했거나, 지속 기간이 한 달 미만일 때는 과거 12개월 이내에 반복해서 동시에 발생한 경우에 알코올 의존증이라고 진단된다.

〔알코올 의존증 진단 기준(ICD-10)〕

1. 갈망: 음주를 하고 싶은 강한 욕망 혹은 절박감이 있음

2. 음주 행동 통제 불능: 음주의 시작, 종료, 양을 조절하기 어려움

3. 금단현상: 단주나 절주로 금단현상이 나타나며 증상을 회복하거나 경감하기 위해 술을 마심

4. 내성 증대: 처음의 만취 효과를 얻기 위해 음주량이 증가함

5. 음주 중심 생활: 술을 마시기 위해 본래의 생활을 희생한다. 음주에 관련된 행위나 알코올의 영향으로 회복에 소비하는 시간이 증가한다

6. 유해한 사용에 대한 억제 상실: 심신 혹은 사회생활이나 가정생활에 문제가 발생함에도 음주를 계속함

(출처: 세계보건기구 저, 《ICD-10 정신장애 및 행동장애 임상 기술과 진단 가이드라인》 [融道男·中根允文·小見山実 옮김, 医学書院, 1993. pp.81-94에서 수정 인용])

해당하는 항목이 많을수록 음주를 강박적으로 최우선하는 상태이며, 중독적인 생활 스타일이 되고 있음을 알 수 있다. 알코올 의존증에 걸리면, 밥보다 술이 먼저인 일상이 된다. 맨정신일 때도 생각과 감정이 온종일 알코올을 중심으로 도는 상태가 된다.

중독의 진행도는
생활에서 나타난다

알코올 의존증 치료는 초동이 늦어지는 경향이 있어, 초진 시에 이런 여섯 가지 문제가 모두 발생하는 경우도 드물지 않다. 즉, 피라미드의 꼭대기에 올라간 마지막 단계가 되어서야 치료에 들어가므로 그 사람의 생활은 이미 음주가 삶의 중심이 되어 피폐해져 있다.

피폐해진다는 것이 어느 정도인가 하면, 대개는 생활공간이 어수선해진다. 온종일 거의 술만 마시는 생활에 접어들면 항상 뇌에 알코올이 있는 상태가 지속되므로 정리정돈을 소홀히 해서 집안이 더러워진다. 침실이 온통 쓰레기장이 되는 광경도 빈번하다.

어떤 사람은 혼자서 사는 거실과 방 한 칸짜리 집 안이 온통 빈 깡통과 빈 병으로 가득해지자 PC방에 머물면서 계속 술을 마셨다. 그로부터 한 달 후, 결국 구급차에 실려 오고 말았다. 연속 음주로 몸과 마음이 엉망이고, 생활은 피폐해졌기 때문에 간신히 입원해서 단주를 하게 되었다. 퇴원 준비로 집을 정리해야 했는데, 도저히 혼자서 할 수 없어 업체를 불러 1톤 트럭 분량의 쓰레기를 버리고 나서야 생활 가능한 상태가 되었다.

많은 알코올 의존증 환자가 그렇듯이 이 환자도 한계가 올 때까지 회사에 가서 일했고, 술을 마시지 않았을 때는 성실히 일했기 때문에 직장에서 신망도 두터웠다고 한다. 그의 일하는 모습만 보던 직장 동료들은 '설마 그 사람이…'라는 느낌을 받았을 것이다.

알코올 의존증은 정신과 영역

이처럼 알코올 의존증은 성실하고 열심히 일하는 사람을 극단적으로 변모시켜 끝내 알코올을 제어하지 못하는 상태로 만든다. 그것이 알코올 의존증의 무서운 점이다.

잠재적 알코올 의존증을 '브레이크가 망가지기 시작한 상태'라고 표현한다면 알코올 의존증은 '브레이크가 완전히 망가진 상태'다. 망가진 브레이크를 그대로 두는 음주자가 아직 너무나 많다.

후생노동성의 조사에 의하면, 전국에서 약 100만 명 있는 알코올 의존증 환자 가운데, 실제로 의료기관에서 치료를 받는 환자 수는 약 5만 명으로, 매우 적은 수만 보고되고 있다.

생활습관병의 위험이 있는 음주자 약 1,000만 명(잠재적 알코올 의존증 포함) 중 10명의 1명꼴로 알코올 의존증을 경험하고, 그중에서 치료받는 사람은 20명 중 1명이라는 계산이 나온다(한국의 경우 2021년 국감에서 발표된 건강보험심사평가원 자료에 따르면, 알코올 의존증 65만 4,360명, 알코올 남용 87만 2481명 중 진료를 받은 환자는 6만 4,760명 뿐이었다 – 편집자주).

알코올 때문에 발생한 문제는 조기에 대응할수록 회복되는 정도와 확률이 좋아진다. 다만 한 번 브레이크가 완전히 망가진 상태까지 가면 그만큼 치료가 길어지고, 단주를 해도 다시 술에 손을 대서 재입원을 반복하게 된다.

'왜 더 빨리 치료받지 않는 거지?'라고 생각할지도 모르지만, 알코올 의존증 환자 수에 비해 치료받는 사람의 수가 이 정도로 차이가 생기는 배경에는 그렇게 될 수밖에 없는 몇 가지 사정이 있다.

일단 알코올 의존증에 대한 편견이 아직도 상당히 심하다. 2장에서도 설명했듯이 알코올 의존증에 대한 오해와 편견은 다양하면서도 뿌리가 깊다. 오랫동안 알코올 의존증은 병이 아니라 도덕이나 성격의 문제라는 오해를 받아 왔다.

우울증에 걸리면 주위에서 위로하는 경우가 많지만, 알코올 의존증은 "걸린 사람이 나쁘다" "의지박약이다"라는 식으로 가족에게도 비난을 받는다. 우리 사회는 음주나 음주 문제에 관대하지만, 알코올 중독자에게는 냉담하다. 따라서 중증으로 진행된 사람일수록 고립되고, 치료가 필요한 상태임에도 방치되고 만다.

알코올 의존증은 의료기관의 어느 과에서 취급하는 질병일까? 확실히 답하기 어려운 사람이 적지 않을 것이다. 알코올 의존증을 남의 일로 치부하면 주위 사람에게 알코올 의존증의 징후가 나타나도 어디에서 상담하고 어느 과에서 진찰을 받아야 할지 고민하게 된다.

머릿속에 담아 두기 바라는 것은 알코올 의존증이 정신건강의 문제이며, 정신건강의학과에서 치료하는 병이라는 점이다. 특히 알코올 사용장애, 알코올 의존증 치료의 전문성이 있는 의료기관에서 외래나 입원 치료를 시행한다.

알코올 의존증 수준까지 가지 않았고 외래 치료를 할 수 있는 정도의 사람은(술을 줄이게 하는 외래 치료 병원의 수는 아직 적지만 일부 내과나 종합병원에서 하기도 한다) 대부분 그 단계에서 병원을 방문하지 않는다. 알코올 의존증으로 진행되어도 대부분이 소화기과 등 일반 내과를 방문해 진료받는다. 이것도 치료를 지연시키는 원인이다.

"술은커녕 물만 마셔도 토한다.""급성췌장염에 걸려 강렬한 복통이 있다." 이런 식으로 급성 중증 합병증이 생기면 누구나 즉시 병원으로 달려가 내과에서 치료를 받는다. 다만 알코올 의존증 자체는 천천히 진행되기 때문에 자신이 알코올 의존증이라는 자각 없이 치료가 뒤로 미루어진다.

고위험 음주자일수록 치료를 꺼리는 이유

알코올 의존증은 정신건강의학과 영역이지만, 위험이 낮은 음주자는 대부분 간 등의 장기 손상이 생겨야 진료를 받는 계기가 된다. 그러면 일단 내과에 가게 되고, 알코올 문제나 불안을 안고 있어도 전문 기관에 상담하기가 어려워진다. 또한 '전문병원에 가면 좋아하는 술을 끊게 한다' '과음해서 몸 상태가 조금

나쁠 뿐인데, 왜 내가 정신과로?'라고 생각하는 사람도 많다. 결국 내과에서 과음을 지적받고 정기적으로 검사를 받는다고 해도 본격적으로 술을 줄여 술을 끊는 데 이르지 못한다. 그러면 곧 돌이킬 수 없을 정도로 악화되고 만다.

내과에서 보내는 환자는 그 시점에서 간경변이 심해서, 간부전 직전인 사람도 드물지 않다. 이렇게 되면 알코올 의존증의 진행 정도로 봤을 때 후기로 접어들고 있는 것이다. 이렇게까지 심신이 망가진 상태라면 단주를 해도 건강을 되찾기가 쉽지 않다. 하지만 도전할 만한 가치는 있다. 알코올성 간경화에 걸린 사람의 4년 생존율은 그대로 음주를 계속한 사람이 35%인 것에 반해 단주한 사람은 88%라는 연구 결과도 있다.

간 질환에도 간경변 외에 알코올 지방간, 알코올성 간염, 간암의 위험이 있다. 또한 술을 많이 마시면 췌장 질환에 걸릴 수 있고, 당뇨병, 췌장염, 췌장암과 더불어 식도암, 심혈관계로는 허혈성 심질환 등의 합병증도 자주 볼 수 있다.

건강에 신경 쓰지 않아 영양 상태가 나쁘고, 담배도 피우면 폐기종을 앓는 경우가 자주 있다. 치매 합병증도 많아서 알코올 의존증이 있으면 발병 시기가 빨라진다는 보고가 있고, 진행될

수록 금주하기가 어렵다.

치료가 늦으면 늦을수록 전신에 온갖 증상이 나타나고, 깨달았을 때는 정말로 질병의 백화점 상태가 된다. 조기 사망, 사고사, 고독사, 자살 등 부적절한 음주로 인한 알코올 관련 사망자는 연간 3만 5,000명으로 보고된다(한국의 경우, 통계청에서 발표한 〈2020 사망원인 통계결과〉에 따르면 2019년 알코올 관련 사망자 수는 5,155명으로 1일 평균 14.1명이 알코올 문제로 사망한다. 2018년 대비 9.8% 증가했다 - 편집자주).

그래서 앞으로는 잠재적 알코올 의존증인 사람들이 빠르게 금주 지도를 받을 수 있도록 하는 시책이 검토되고 있다. 현재 전문적인 치료를 받을 수 있는 의료기관이나 전문의의 수는 한정되어 있으나, 앞으로 받아들이는 곳이 넓어져 종합병원 등에도 알코올 전문 외래가 생기면 조기 금주 지도로 진행을 멈출 가능성이 커질 것이다.

알코올 의존증의 치료가 지연되는 또 하나의 요인으로 알코올의 문제를 숨기고 우울증으로 진료받는 환자가 적지 않은 점을 들 수 있다. 우울증은 알코올 의존증의 합병증으로 나타나는 가장 많은 정신장애로, 알코올 의존증 환자의 대다수가 우울증 경향이 있고, 한편으로 우울증 환자가 음주 문제를 안고 있는 경우도 많아 간과되고 만다.

예전에는 정신건강의학과 방문을 주저하는 경향이 있었지만, 그 점은 시간이 흐르면서 사회 분위기가 달라져 지금은 많은 사람이 마음의 문제로 진료를 받고 있다. 환자가 부담 없이 상담할 수 있도록 심리상담센터, 멘탈 클리닉 등의 간판을 내거는 의료기관도 증가하고 있지만, 알코올 문제가 관련되면 곧장 정신과를 선택하는 데 브레이크가 걸리는 것이다. 따라서 음주를 감추고 우울증 치료만 받는 알코올성 우울증인 사람은 좀처럼 좋아지지 않는다.

본원에서 입원 치료를 하는 환자의 대부분은 정신과에 다닌 이력이 있다. 그곳에서 음주 문제는 취급하지 않았기 때문에 알코올과 함께 항우울제나 항불안제를 복용하는 위험한 방식으로 인해 결국 간 장애가 악화되거나 과다복용으로 응급실에 실려 가서야 처음으로 알코올 문제가 발견되기도 한다. 참고로 처방약 의존증(항불안제나 수면제의 부적절한 사용)이 함께 나타나 과다복용을 반복하거나 단주를 했는데도 단약을 하지 못하는 사람도 있다.

알코올 의존증의 치료가 늦어지는 간과할 수 없는 이유가 있다. 알코올 의존증은 '부정하는 병'이라고 할 정도로 중증일수록 "나는 전혀 문제없다, 괜찮다"라며 인정하지 않는 경향이 있어서다. 단호하게 자신의 음주 문제를 인정하지 않기 때문에 걱정하는 가족과 주위 사람과의 관계도 악화되어 치료로 이어지기가 어렵다.

대부분의 질병은 경증보다는 중증일 때 스스로 인정하고 받아들이기 쉽지만, 알코올 의존증은 종종 반대의 일이 발생한다. 직장의 건강검진에서 간에 문제가 있다고 진단받을 정도일 때는 자신이 고위험이라는 것을 인정해도 알코올 의존증이 되면 "나는 전혀 문제없다"라면서 부인하는 경향이 있다.

배경에는 남을 신뢰하지 못하는 마음의 병도 있다

완고함, 완벽주의, 성실함, 모범생. 이것은 알코올 의존증인 사람에게 많이 나타나는 성격이며, 그래서 음주 문제도 완강히 부인하는 것이다. 개개인의 기질은 알코올 의존증을 말하는 데 떼놓을 수 없다.

교과서적으로 설명하자면 성격과 관계없이 "일정한 비율로, 일정량의 술을 계속 마시면, 알코올 의존증이 된다"라고 할 수 있다. 하지만 임상에서 알코올 의존증 환자를 조사해 보면 성격이나 성장 환경과 깊은 관계가 보인다. 즉 같은 약물을 똑같이 사용해도 의존증에 걸리기 쉬운 사람과 그렇지 않은 사람이 있는 것이다.

알코올 의존증에 걸리기 쉬운 사람에 대해서는 30% 정도가 불우한 가정에서 자랐다는 전문가의 보고도 있다(小林桜児,《人を信じられない病 信頼障害としてのアディクション》, 日本評論社). 그중에서도 부모가 중증 알코올 의존증이었던 사례가 매우 많고, 가정폭력이나 방임 등을 더하면 어릴 때부터 강한 스트레스에 노출되어 사람을 믿지 못하는 신뢰 장애라는 마음 상태가 만들어진다. 그리고 이른 시기부터 유일하게 자신을 배신하지 않는 술에 빠져든다.

이것은 임상의로서 상당히 납득할 수 있는 이야기로, 중증 이상의 의존증자에게는 원래 술을 마시는 삶의 방식, 가치관, 사고방식이 있다고 생각된다. 인내를 강요받는 환경에서 살기 힘들고 외로운 감정을 달래기 위해 음주를 시작하는 것이다.

알코올을 이용하면 일시적으로 뇌에 마취가 걸려 괴로움을 잊을 수 있지만, 그러는 동안에 내성이 생겨서 양이 증가한다. 알코올은 합법 약물이므로 어느 정도까지는 사회 생활도 충분히 할 수 있고, 알코올 의존증이나 장기 손상이 되지 않는 한 거리낌 없이 술을 마실 수 있다.

게다가 걸리는 즉시 교도소로 보내지는 불법 약물과는 달리 적당히 마시면서 스스로를 위로하면 일에 도움이 되기도 했을 것이다. 이렇게 자각하지 못하는 사이에 병이 진행된다.

과도한 음주를 멈출 수 없는 환자는 초진 시에 대개 자신과 남을 모두 신뢰하지 못하고 있어 자기 부정감이 100%라고 볼 만한 상태다. 그 경향은 알코올 의존 정도에 관계없이 공통적이며 "금주할 수 없는 것은 의지가 약해서가 아닙니다"라고 설명해도 "멈추지 못하는 건 제가 부족해서 그래요" "저는 죽는 편이 나아요"라고 말할 정도로 자기 평가가 바닥까지 떨어진 발언을 자주 한다.

자신을 싫어하면서 동시에 설교만 하는 가족도 불신하고, 술을 끊으면 행복해진다는 것을 믿지 못한다. 따라서 치료를 위해서는 먼저 신뢰하는 것을 배워야 한다.

또한 신뢰 장애가 있는 사람은 자신의 문제를 책임 전가하는 경향도 보인다. 자신이 알코올에 의존하게 된 것은 "아내가 잔소리해서다" "회사 상사가 나빠서 그렇다" "어릴 적부터 술을 마시라고 가르친 아버지 탓이다"라는 식으로 술 마시는 이유를 자기 이외의 사람들에게 돌리기 때문에 원망하는 상대와의 인간관계도 위태로워진다. 한 환자는 하늘이 파란 것, 우체통이 빨간 것도 기분이 나빠서 술 마시는 이유가 된다고 말했다.

그래서 초진 때는 의사인 나와 신뢰 관계를 맺을 수 있도록 환자에게 우선 "잘 오셨습니다"라고 말하며 환영한다. 재입원한 사람은 "다시 이런 상태가 된 제가 한심해 보이시죠?"라고 걱정하기 때문에 "죽기 전에 와 주셔서 다행입니다"라고 말한다. 여기까지 잘 왔다는 마음을 진심으로 전달한다.

실제로 심한 경우 술을 마시지 않으면 살기가 힘들 정도로 괴로운 환경에 처한 사람도 있다. 그들이 절실하게 알코올을 찾아 중독적으로 사용하게 되는 것은 스스로 죽지 않기 위해서이기도 하다.

알코올 중독에 회복은 있어도 치유는 없다

"알코올 중독은 회복되는 병입니다."

"치유는 안 되지만 회복될 것입니다."

이렇게 설명하면 의미를 알기 어려울지도 모른다.

• 치유＝음주 조절 능력을 되찾는 것

• 회복＝단주를 해서 '술을 마시면 행복하던 상태'에서 '맨정신이
  더 행복하다'는 생활 방식으로 전환하는 것

경계선을 넘어 일단 알코올 의존증으로 진행되면 적당히 술을 마시면서 즐기는 능력을 되찾기가 매우 힘들다. 그 사실을 설명할 때 환자에게 "무를 단무지로 바꿀 수는 있어도 단무지를 무로 되돌릴 수는 없습니다"라고 말한다.

다시 음주를 조절할 수 있는 상태가 되는 것은 아니고, 치료해도 치유는 되지 않지만, 해야 할 일을 제대로 하면 회복할 수 있는 것이 알코올 의존증이다.

물론 회복까지 가는 길은 절대 순탄하지 않다. 지금까지 밤낮을 가리지 않고 연속 음주를 하던 사람이 술을 일절 끊으니 그 과정에 어려움이 생길 것임을 예상할 수 있다. 그런데도 포기하지 않고 단주를 거듭한 결과 "알코올 의존증이 되었기 때문에 인간적으로 성장할 수 있었다. 지금이 가장 행복하다"라고 말하는 경지에 도달하는 사람도 많다. 또 경험자들은 대부분 맨정신이 더 행복하다는 가치관이 자라면 결국 술을 마시지 않게 된다고 입을 모은다.

그러면 시간이 얼마나 지나야 그 수준에 도달하는 것일까? 개인차가 있지만, 첫 단주 교육 입원을 마치고 2년 후 완전히 단주하는 사람(회복된 사람)은 20% 정도다. 나머지 80%는 일단 단주를 해도 다시 음주를 시작한다. 그런 사람들 모두가 재입원이나 치료를 요하는 상태가 되지는 않지만, 10회 정도 입·퇴원을 반복하는 사람도 허다하다.

내가 진단한 사례 중 회복까지 가장 오래 걸린 사람은 32번째 입원했을 때 비로소 안정되게 단주한 환자였다. 그 사람은 지금도 건강하다. 포기하지 않고 단주를 시도하면 여러 번 입·퇴원을 반복하더라도 결국 회복된다. 회복까지의 과정이지만,

단주 치료는 약물요법이 아니라 교육이 주가 된다. 구체적으로 다음과 같은 것을 습득해 간다.

1. 일단 하루하루 단주를 쌓아갈 것
2. 단주가 계속되도록 술 마시는 계기를 알고 그것을 피할 것
3. 그럼에도 술을 마셨을 때의 대처법을 연습할 것
4. 술이 불필요해지는 사고방식과 가치관을 몸에 익힐 것

이 중 4번은 자신과 남을 불신하는 마음을 치유하는 과정이라고 할 수 있다. 남을 믿지 못하고, 자신이 도움받을 가치가 없다고 믿는 불건전한 사고는 술을 마시는 계기가 된다. 이것이 건전한 사고로 바뀌면 사고와 행동이 일치되는 자기일치 상태가 된다. 그러면 힘들 때 "도와줘"라고 할 수 있고, 하기 싫을 때 "하기 싫어"라고 말할 수 있게 된다. 그렇게 마음을 다스리게 되면 술 마시는 계기가 없어지면서 단주가 원활해진다.

다만 생각은 하루아침에 바뀌지 않는다. 막 입원했을 때는 모두 맨정신으로 있는 것을 피해자처럼 느끼고, 갑자기 알코올을 끊으니 신경과민이 되어 쉽게 흥분하여서 온갖 문제가 일어나

도 이상하지 않은 상황이 된다. 게다가 뇌가 맑아지면 안개가 걷히듯이 여러 가지가 보인다. 그 심상을 "숨어 있던 문제가 갑자기 지평선에 확 나타나 엄청난 기세로 다가온다"라고 표현한 환자도 있었다.

그래서 정신면에서의 케어가 중요하다. 알코올 의존증 치료는 병원에서 의사에게 받는 것이라는 생각이 일반적이지만, 의료기관에서 하는 것은 치료의 시작에 지나지 않는다. 근본적인 치료로 효과적인 것이 자조 모임 참가다.

본원에서는 오전과 오후로 나누어 스터디 모임 등의 프로그램을 수강해서 알코올 의존증에 대해 배우는 한편, 외부의 단주 모임이나 AA 등의 자조 모임에 참가하게 한다. 그곳은 알코올 의존증의 당사자나 가족이 서로 의지하는 장소로, 같은 병에 걸린 동료나 회복한 선배들과 만나 맑은 정신으로 이야기를 나눈다. 꾸준히 참가하면서 자신이 받아들여지는 경험이 거듭되면, 불신감으로 가득했던 사고에도 변화가 일어나 술을 마시지 않아도 괜찮다는 생각의 길을 따라갈 수 있다.

맨정신이 행복하다고
진심으로 생각하게 된다

회복의 길을 안전하고 확실하게 가려면, 신체적으로 술을 끊고 영양 면의 개선과 금단현상을 관리함과 동시에 자조 모임 등에서 동료와 교류하면서 인간관계를 복원하는 정신적인 치료도 필수다. 그러한 치료 효과가 나타나려면 시간이 얼마나 필요할까?

증상이 어느 정도 안정되어 회복의 길을 걷게 되기까지는 평균 3년 정도의 시간이 걸린다. 10년이나 지나면 완전히 회복되어 성격까지 확 달라져 전혀 다른 사람이 되기도 한다. "그렇게 고집 세던 사람이 어떻게 이렇게까지 변할 수 있나요?"라며 존경받을 만한 삶을 보여 주는 일도 드물지 않다.

필요한 절차를 밟지 않고 동료와 교류도 없이 혼자 술을 끊는 것에는 상당한 위험이 따른다. 술을 마시고 싶은 강한 욕구를 억지로 끊고, 그저 참고 견디게 되므로 맨정신이 행복하다고는 도저히 생각할 수 없다. 이런 상황이라면 자기 연민의 경지에서 벗어나지 못하게 된다.

하루당 음주량이 증가하면 자살 위험도 증가하는 것으로 나타났다. 특히 조심해야 하는 것은 우울증이 있는 사람이다. 알코올 의존증, 우울증, 자살은 '죽음의 트라이앵글'이라고도 하며, 알코올 의존증과 우울증이 합쳐지면 자살률도 높아진다. 술을 많이 마시고, 이차적으로 중증의 우울증인 환자가 알코올 의존증을 부인하고 단주 프로그램에 전혀 참여하지 않은 채 결국 자살을 택하는 일도 실제로 일어난다.

술을 끊고 머릿속이 맑아지면 그동안 숨어 있던 문제가 갑자기 떠오를 수 있다. 문제를 혼자 떠안고 있으면 절망감에 휩싸일 위험이 있다. 그럴 때 같은 경험을 한 선배나 동료에게 괴로운 속마음을 밝히고, "나도 그래 봐서 잘 알아요"라는 말만 들어도 강한 버팀목이 된다.

살아 있는 경험자, 산증인이기 때문에 그럴 때 어떻게 해야 하는지, 그 후 어떻게 되는지 조언도 받을 수 있어 안전하게 술에서 벗어날 길이 열린다. 경험자의 말은 무엇보다 무게감이 있고 설득력이 있다. 지금까지 누구에게도 말할 수 없었던 어린 시절의 괴로운 체험을 털어놓은 뒤에 난생처음 사람의 따뜻함을 느꼈다는 말도 들었다.

치료를 시작한 지 얼마 안 된 사람이 자조 모임에 참가하면 처음에는 당황하거나 반발하기도 하지만, 계속 다니다 보면 다양한 깨달음을 얻을 수 있다.

"그래, 그때의 상처로 나는 사람을 믿지 못하게 된 건가?"

"나는 현실에서 도망치고 싶어서 술을 마셨구나."

사람을 신뢰하는 능력이 생기면 술을 끊는 자신도 신뢰하게 된다. 알코올 의존증을 졸업한 사람 중에는 알코올 의존증 전문 회복 시설을 총괄하는 소장이 된 사람, 회복 시설의 스텝(알코올 의존증 환자의 카운슬러), 자조 모임의 리더로 활약하는 사람도 많다. 정말 회복된 사람은 끝까지 겸허하고, 단주에 성공한 것을 과시하지 않으며, 당사자의 마음에 다가가서 도와줄 수 있다.

- 자신도 알코올 의존증이라고 순순히 인정할 수 있다.
- 실패해도 받아준다는 신뢰감을 배운다.
- 저 사람처럼 회복할 수 있다는 희망이 생긴다.

이것이 자조 모임에 참가하는 이점이다. 효과가 나타나 회복의 길을 걷게 되면 진심으로 맨정신이 좋다는 생각으로 바뀌게 된다.

환경에 따라 회복의 길을
걸을 수 있다

약물 의존에서 회복으로 가는 중요한 것이 환경이다. 특별한 치료 없이도 환경의 변화만으로 약물이 필요 없어진 사례도 실제로 존재한다.

가장 잘 알려진 것은 베트남 전쟁의 퇴역 군인 조사 결과다. 베트남 전쟁에서 약물에 의존하게 된 미군이 전쟁이 끝나고 귀국한 뒤 어떻게 됐는지 조사를 진행했다고 한다. 그들은 귀국해서 그저 평화롭게 살게 되었을 뿐인데 많은 사람이 자연히 약물 중독에서 벗어났다고 한다.

전쟁터에서는 죽음의 위험에 노출되어 있어서 내일 어떻게 될지 모르는 벼랑 끝 상황이다. 항상 심한 스트레스에 시달릴 수밖에 없다. 그 환경이 완전히 바뀐 것만으로 의존하던 약물이 불필요해진 것이다. 환경은 약물을 이용하는 계기도 되지만 놓는 계기도 될 정도로 정신적인 면을 좌우한다.

알코올 의존증과 환경과의 관련을 파악하는 데 또 하나 흥미로운 화제가 있다. 랫파크Rat park(쥐의 낙원)라고 불리는 미국의 유명한 동물 실험이다. 예전에는 뇌에 가소성이 있어서 일단 알코올 의존증이 되면 변성해 원래대로 돌아가지 않는다고 알려져 있었다. 하지만 어떤 연구자가 이 설에 의문을 품고 환경을 바꾸면 약물을 원하지 않게 되리라 생각하고 실행하였다.

좁은 우리에 가둬 두었던 쥐를 자연이 가득하고 편안한 환경에 놓으면 어떻게 변할까? 연구자는 랫파크라는 것을 만들어 시험해 보았다. 결과는 어떠했을까? 우리에 있을 때는 오로지 약물인 모르핀만 섭취하던 생쥐가 랫파크에 오자 모르핀을 좋아하지 않게 되었다. 아늑한 집과 사교적인 장소가 있는 랫파크의 동물들은 약물에 대한 욕구를 거의 보이지 않았다. 이 결과로 환경이 바뀌면 약물 의존에서 회복할 수 있다는 것이 증명되었다.

사람도 마찬가지로 심한 스트레스를 받거나 폐쇄적이고 유해한 환경에 놓여 고립되면 약물 중독에 빠지기 쉽다. 알코올 의존증에서 회복하려면 동료가 있는 커뮤니티나 회복하기 쉬운 사회에 몸을 두는 것이 필수 조건이다. 단순히 몸에 해로운 약물을 줄이거나 무리해서 끊게 하는 것이 아니라 기분 좋은 환경에서 자연스럽게 긍정적인 생각과 느낌이 들게 하여 마음의 문제를 회복하는 일이 필요하다. 그로 인해 약물이 필요 없게 만들어 회복의 길을 걷게 된다. 그런 점에서 자조 모임이라는 존재는 인간판 랫파크라고 생각할 수도 있다.

쾌적하다고 생각되는 환경에 몸을 두고 건강한 몸과 사고를 기르는 것은 잠재적 알코올 의존증인 사람이나 지금 술을 줄이거나 끊고자 하는 사람에게도 중요한 요소다.

약물 의존에 보이는 편견을 없애려는 노력

약물 의존과 환경에 밀접한 관련이 있음은 알코올 이외의 약물도 마찬가지다. 미국이나 유럽과 비교해 합법 약물이면서 이용자가 많은 알코올에 대한 규제가 느슨하다.

다만 어느 쪽이나 의존하는 배경에는 신뢰 장애 등의 정서적인 문제가 있다. 단지 쾌락에 이끌려 이용하는 것이 아니라, 강한 스트레스에서 도피하기 위해서 이용하다가 의존하게 되는 과정은 비슷하다. 불법 약물은 비행을 저지른 젊은 층이 일찍 손을 대는 모습이나 연예인이 사용하다가 체포되어 언론에 오르내리면서 알코올보다 훨씬 위험하다는 이미지가 배어 있다.

사실 이것도 오해와 편견이 넘치는 세상에서 마음은 보지 않고 법률로 엄격하게 규제만 하면 오히려 지하로 숨어버린다. 사용자가 범죄자라는 낙인을 받고 비난을 당하면 회복이 훨씬 느려지는 결과를 가져온다. 이것을 근본부터 해결하려면 역시 의존증이라고 하는 병에서 회복시키기 위한 마음의 치료나 지원이 꼭 필요하다.

일본에는 불법 약물을 두고 "각성제를 포기하겠습니까? 아니면 사람이기를 포기하겠습니까?"라고 하는 유명한 슬로건이 있었다. 이 문구는 건강한 사람이 약물에 손도 못 대게 하는 효과가 있었다고 해도, 이미 약물에 손을 댄 사람에게는 "나는 인간이기를 포기했구나" "내 인생은 끝났구나"라고 받아들일 수도 있는 절망적인 말이다.

사실 이 슬로건은 미국에서 불법 약물 대책이 시작되었을 때 사용했던 것으로, 오리지널은 "Say no to drugs, Say yes to life!"이다. "약물은 노, 하지만 당신의 인생에는 예스라고 말하자!"라는 뜻이다.

연예인이 불법 약물로 구속되면 사회에서 제재를 가하여 재기할 기회가 쉽게 주어지지 않는 분위기가 조성되며, 그것이 오히려 회복을 어렵게 한다. 최근에는 연예인 등 유명인뿐만 아니라 일반인들의 불법 약물 사용으로 인한 사고가 신문에 많이 등장한다. 이런 사건이 뉴스에 보도되면 한 번으로 끝내지 말고, 체포된 사람이 회복해 가는 과정도 열심히 추적해 보도하기를 요구하고 싶다.

앞으로 언론에서 "인생에 예스라고 말하자"라는 메시지가 더 많이 나오면 의존증 환자의 인상이 달라지고 회복에 희망을 품는 사회가 될 것이다.

가까운 사람이 이상하다고 느껴지면

'요즘 그 사람 모습이 뭔가 이상해. 낮에도 술 냄새가 나던데.'
'최근에 옷차림이 불결해졌어. 전에는 안 그랬는데.'
혹시 주변에 있는 사람에게 이런 인상을 받은 적은 없는가?

가정이나 직장에 과음하는 사람이나 과음 때문에 변화가 느껴지는 사람이 있다면 어떻게 대처해야 할까?

이번 장을 정리하면서 알코올 의존증의 위험성이 있는 사람에게 해서는 안 되는 일과 해서 도움이 되는 일을 알려 주겠다.

우선 과도하게 술을 마시는 가족이나 친구에게 가장 해서는 안 되는 것이 일방적으로 책망하거나 설교하는 일이다. 치매나 조현병 등의 합병증이 없는 한 당사자는 자신의 문제를 인식하고 있고, 과음을 지적받는 일도 늘고 있을 것이다. 단순히 주의만 준다면 상대는 '또 한 소리 들었다'라는 생각에 오히려 벽이 생긴다.

가까운 사람이 그런 상태라면 약물을 사용할 수밖에 없었던 심정을 이해하려고 노력해 보자. 알코올 의존증이 진행된 사람은 몸과 마음, 사회적으로도 적에 둘러싸인 상황이다.

회복된 체험자에게 이야기를 들으면, "어쨌든 정신적인 고통을 피하고 싶어서, 죽지 않기 위해 술을 마셨다"라고 회상하는 사람이 많다. 이때 의존하는 약물이 합법이든 불법이든 별반 다르지 않으며, "약물이 있었기 때문에 어떻게든 죽지 않을 수 있었다"라고 말하기도 한다. 그 속마음을 주위 사람이 알아주어야 한다. 또 알코올 의존증이 어떤 병인지 올바른 지식이나 정보를 얻어 함부로 편견이나 오해를 갖지 않도록 노력하기 바란다.

지금 바로 할 수 있는 것은 이 책이나 인터넷상에서 〈알코올 사용장애 선별 검사〉를 해 보거나 인터넷과 서적으로 지식을 얻는 일이다.

주변 사람이 신속하게 대처할수록 회복도 빨라진다

그 외에 주변 사람이 할 수 있는 대응에 대해 소개하겠다.

• 보건소, 정신보건센터에서 상담한다.

어디에 연락해야 좋을지 잘 모를지도 모르겠지만, 가장 확실한 곳은 보건소다.

정신보건 상담, 알코올 피해 상담, 알코올 의존증 상담 등을 전국의 보건소나 중독관리통합지원센터, 정신보건센터(정신건강복지센터)에서 실시한다. 필요한 정보를 얻을 수 있으니 일단은 지역 보건소에서 상담해 보자. 병원보다는 저항감이 덜해서 연락처를 알고 있으면 안심이 된다.

• 의료기관에 문의한다.

확실히 증상이 진행되고 있어서 걱정이라면 전문가의 도움을 받아야 한다. 현재 정신건강의학과에서 알코올 의존증에 대응하는 의료기관이 많지 않지만, 가급적 가까운 곳을 찾아 먼저 전화 등으로 상담해 보는 것이 좋다.

알코올 의존증을 전문으로 하는 의료기관의 경우 입원이 필요한 중증 환자는 가족이 상담해서 치료에 들어가는 사례가 대부분이다. 본원도 90%는 본인이 아닌 사람이 상담을 신청한다. 가족 외에도 산업의, 산업보건사, 직장 건강관리실, 사회복지사가 상담 연락이나 예약을 하는 경우가 종종 있다.

• 직장의 건강관리실에 상담한다.

직장에서 가까운 사람에게 이상함을 느끼거나 자신의 음주량이 이상하다고 느끼는 경우, 회사에 건강관리실이 있다면 보건사나 산업의와 상담하는 것도 좋은 방법이다. 최근 사회 전반적으로 기업에 건강관리를 요구하는 흐름이 있어서 이를 잘 이용하면 음주 문제도 원활히 해결될 것이다.

결근, 지각, 예고 없는 연차 사용이 증가하거나 업무 효율의 명백한 저하, 업무상 트러블이나 고객 클레임의 증가, 전에는 없던 우울 증상, 건강진단의 결과에 보이는 이상 소견 등 기업이 이러한 위험 신호를 놓치지 않으려면 전 사원을 상대로 음주 문제를 간파하는 능력을 기르는 교육도 필요하다. 기업 측에 체제가 갖추어지면 선별 검사를 직장 검진에 포함시키거나 특별 보건 지도로 금주를 지도하는 방법 등으로 산업의, 인사 담당, 상사들이 연대해서 음주 위험이 있는 사원에게 곧바로 대처할수 있다.

그럼 실제로 알코올 의존증이 발견되면 어떻게 대응해야 할까?

입원 치료가 필요한 알코올 의존증이라고 진단되었다면 복직까지는 3개월의 입원, 3개월의 외래 진료, 데이케어 참가(복직 훈련을 겸해)까지 합계 6개월이 필요하다. 단주가 완전히 안정되려면 그때부터 다시 2~3년이 걸린다. 그것을 이해하고 복직 후에 재발 리스크를 억제하는 시도도 필요하다.

현역인 사람이 알코올 의존증으로 입원한 경우, 퇴원 시 합동 면접에 회사 관계자를 동석하게 하고, 퇴원 후의 계획을 의논한다. 구체적인 대응으로는 회식에서 술 마시지 않기, 마시지 않도록 주변에서 돕기, 음주 접대가 없는 부서로 발령, 외래 통원이나 자조 모임에 참가할 수 있는 상황 마련 등이 있다.

치료를 중단하면 재발하기 쉽다는 것을 주위 사람들도 이해하고 적절하게 대응할 수 있도록 신경 쓰자.

알코올 병동 17년을 돌아보니

내가 알코올 병동에서 일한 지도 17년이 지났다.

그 이전에도 알코올 의존증 치료를 한 적은 있었지만, 조현병 환자가 대부분인 병동이었기 때문에 알코올 의존증 환자가 한 명 입원하면 다른 환자를 괴롭히거나 위협해서 외출 시에 술을 사 오게 하는 등 트러블이 속출했다.

환자의 가정은 지옥이었고, 곤경에 빠진 가족이 병원에 간청해서 받아들였지만 열심히 치료해도 퇴원하면 다시 술을 마시고 입원을 반복하는 사람뿐…. 그래서 그 당시에는 알코올 의존증 환자를 진료하는 일에 긍정적이지 않았다.

그런데 알코올 병동에서 일하게 된 뒤 자조 모임과 외래 치료로 단주에 성공한 환자가 병원 직원과 자신의 가족에게 고마움을 전하는 모습을 봤을 때 받은 충격은 지금도 잊을 수가 없다. 그 당시 알코올 의존증을 진료하는 의사는 유별나다는 말이 나올 정도로 알코올 의존증 전문의가 되려는 사람이 없었고, 몇 년 동안 알코올 병동의 전속 의사는 나 혼자였다. 고생도 많았지만 단기간에 많은 경험을 쌓으며, 보기 좋게 단주에 성공해 마치 다른 사람처럼 회복된 사람들과 함께 달릴 수 있었다.

2006년에 후쿠오카에서 일어난 음주 운전 사고를 계기로 음주가 얼마나 위험한지 세상에 알려졌다. 또 WHO가 술의 건강 장애에 본격적으로 집중하겠다고 선언하면서 일본에서도 알코올 건강장애 대책 기본법이 제정되어 관심이 높아졌고, 계속해서 정책이 전진하는 것을 느끼고 있다.

불법 약물이나 도박 등 알코올이 아닌 대상의 중독 문제도 크게 다루어지며 의존증에 의한 건강장애와 피해의 크기가 일반인에게도 조금씩 인지되고 있다. 한편, 이 책에서도 소개했던 소버 큐리어스처럼 술을 마시지 않는 삶을 선택하는 사람도 증가해 음주를 둘러싼 환경도 세계적으로 크게 바뀌고 있다.

전문의 연수에 알코올 의존증의 치료 경험이 필수가 된 적도 있을 정도로 이 분야의 전문의를 목표로 하는 정신과 의사도 증가했다. 예전과 비교하면 격세지감이 느껴질 정도다. 그렇지만 알코올 의존증에 시달리는 사람은 줄어들지 않았고, 아직도 오해와 편견의 따가운 시선을 받는 질병이기도 하다.

알코올 의존증의 치료를 전문으로 하는 의료기관도, 술을 줄이기 위한 외래 진료도 전국적으로 증가하는 추세지만, 잠재적인 니즈를 만족시키기에는 매우 부족하다. 주치의에게 금주 지도를 가볍게 받게 되는 환경이 갖추어지려면 아직 멀었다.

그때까지 치료를 필요로 하는 사람에게 정확한 정보를 빨리 전달해서 실천하게 하고 싶은 마음을 담아 이 책을 썼다. 이미 전문의가 쓴 술을 줄이는 지침서는 다수 간행되었지만, 금주까지 나아간 책은 최초라고 자부한다.

알코올(=약물)은 부작용을 생각해 금주하는 것이 건강관리의 기본이다. 알코올이 약물로서 일으키는 부작용에 눈을 돌려 적절한 금주 방법을 터득하기를 간절히 바란다.

마지막으로 지금의 내가 있는 것은 보람 있는 경험을 하게 해준 환자와 가족들, 먼저 회복해서 환자들을 지원해 준 경험자들, 동고동락한 팀 동료 등 많은 사람 덕분이다. 또 정신과 의사로서 첫걸음을 떼게 해주신 고 이나무라 히로시稲村博 선생을 비롯해 좋은 스승을 만났기 때문이기도 하다. 모든 일에 깊이 감사드린다.

—가키부치 요이치垣渕洋一

246

참 고 문 헌

- "Alcohol use and burden for 195 countries and territories, 1990-2016: a systematic analysis for the Global Burden of Disease Study 2016", The Lancet, Vol.392, Issue 10152, 22-28 September 2018, pp.1015-1035; 허혈성 심질환과 당뇨병은 음주량이 제로일 때보다 순 알코올 환산으로 남성 40g(여자는 20g) 정도까지는 위험이 낮아지고, 그 이상으로 늘어나면 위험이 상승한다는 연구결과가 그동안 많았고, 이를 그래프로 그려 보면 알파벳의 J와 비슷해 'J 커브곡선'이라고 불렸다. 그러나 최근에는 J 커브곡선을 부정하고, 음주량에 비례해 건강상 문제가 일어날 위험이 높아진다는 논문이 여럿 나오고 있다. 본 리뷰에서는 허혈성 심질환에 대해서는 J 커브곡선을 보였으며 여성의 허혈성 심질환과 당뇨병에 대해서는 몇 가지 효과가 발견되었으나, 외상이나 암, 감염증과 관련된 위험은 음주량에 비례하여 상승하므로 그 효과를 상쇄한다는 결과를 담고 있다. 따라서 전체적인 건강 문제를 일으킬 위험은 J 커브가 아니며, 매일 음주량이 늘면 위험도는 올라간다. 따라서 '건강 피해를 최소화하려면 음주하지 말 것'이라고 결론짓고 있다. 앞으로도 'J 커브곡선'에 대해서는 찬반양론이 있을 것으로 예상되지만, 본 논문은 592개의 연구의 시스템 리뷰이며 현시점에서는 결정타일 것이다.
- 橋本恵理・斎藤利和, 〈アルコール依存症と気分障害〉, 《精神経誌》112巻8号, 2010, pp.780-786
- 益崎裕章, 〈最新医学で明らかになった脳で働く玄米成分のパワー(脂っこい食事の誘惑に勝てる 認知機能の維持に役立つ 幸福・満足を感じる脳になる)〉, 毎日新聞北海道支社, 2019
- 横山顕, 《お酒を飲んで, がんになる人, ならない人》, 星和書店, 2017
- R. K. Price・N. K. Risk・E. L. Spitznagel, "Remission from drug abuse over a 25-year period: patterns of remission and treatment use", Am J Public Health, 2001 July; 91(7), pp.1107-1113
- スチュアート・マクミラン, 《本当の依存症の話をしよう―ラットパークと薬物戦争》, 星和書店, 2019

슬슬 술 끊을까
생각할 때 읽는 책

1판 1쇄 2021년 12월 15일 발행
1판 2쇄 2022년 1월 20일 발행

지은이 · 가키부치 요이치
옮긴이 · 정지영
펴낸이 · 김정주
펴낸곳 · ㈜대성 Korea.com
본부장 · 김은경
기획편집 · 이향숙, 김현경
디자인 · 문 용
영업마케팅 · 조남웅
경영지원 · 공유정, 신순영

등록 · 제300-2003-82호
주소 · 서울시 용산구 후암로 57길 57 (동자동) ㈜대성
대표전화 · (02) 6959-3140 | 팩스 · (02) 6959-3144
홈페이지 · www.daesungbook.com | 전자우편 · daesungbooks@korea.com

ISBN 979-11-90488-31-0 (03510)
이 책의 가격은 뒤표지에 있습니다.